医師がすすめる
自力でできる

弱った心臓を元気にする方法

心臓リハビリメソッド

上月正博
東北大学名誉教授・医師

アスコム

はじめに

ある日、あなたは心筋梗塞の発作を起こし、救急車で病院に運ばれました。入院となりましたが、すぐに手術をしたことで事なきを得ます。その後、治療も終わり、無事に退院できる運びとなりました。一件落着。これでひと安心。

果たして、本当にそうでしょうか。

命は失わずに済みました。でも、きっとあなたは不安を覚えるはずです。

「今までどおりの生活ができるのだろうか……」

気軽に外に出かけたり、車に乗ったりしても大丈夫なのだろうか。

電車に乗り遅れないように小走りしたり、階段を上り下りしたりしてもいいのだろうか。


私は、今まで多くの心臓病の患者を診てきました。

そして、ほとんどの人が、このような不安を抱えていることを知っています。

今までと同じ生活ができなくなってしまうのは、いつ再発するかわからないから。

不安を抱えたままでは、好きだったゴルフにも、カラオケにも行くことができないでしょう。


さらに、入院生活が長引くと、普通に歩くことが難しくなる人もいます。

退院して自宅に戻ったのはいいものの、ひとりでトイレに行けなくなる人もいます。


医者の仕事は、患者の病気を治すことです。

ただし、こと心臓病に関しては、「それで終わり」ではありません。病気を治して退院した患者が、再発の不安を抱えることなく、安心して社会復帰できる環境をつくる。これがとても大切なことであり、つねに私はどうすべきかを考えてきました。

そんな思いで開発したのが本書で紹介する「心臓リハビリメソッド」です。

ここでみなさんにお尋ねします。

「リハビリ」は病気やけがをしたあとに行うものであり、健康体の人には無関係なものだと思っていませんか。

答えは「ノー」です。健康体の人がリハビリのメソッドを実践しても、高い効果を得ることができます。こと心臓リハビリに関しては、その傾向が顕著です。

無関係だなんてとんでもない。本書を手にしているみなさん、それも健康に自信のある方にもおおいに関係があります。そしてその理由は、本書で詳しく解説しています。

試験やテストを思い浮かべてみてください。点数が悪かったら、できなかったところを復習しますよね。このテストの失敗が病気やけが、その後の勉強がリハビリに当てはまります。

でも、いい点数を取るためにしっかり予習をしていたら、失敗する確率を低めることができ、テスト後の復習を強いられることもないでしょう。このテスト前に行う勉強が、健康体の人が実践すべきリハビリ、に該当します。

つまり、健康体の人が心臓リハビリを行っていれば、あらゆる心臓疾患にかかるリスクを下げ、仮に発症してしまったとしても、良好な予後が期待できるということです。

かつて、心臓病といえば「安静第一」が原則でした。心筋梗塞になって内科・外科治療を受けたら安静にしている――これが定説だったのです。

ところが、その後の研究によって、この理論は完全に否定されました。

心臓病になってじっと安静にしていると、身体の回復やその後の良好な健康維持を妨げてしまうことが判明したのです。

むしろ、入院中から適切な負荷をかけた運動を行うことで、身体の回復や予後もよくなり、病気の再発も防ぐことができる。これが今の医学界では揺るぎない事実として推奨されています。

1994年、東北大学病院に全国初の「内部障害リハビリテーション科」が設けられました。

そこで内部障害リハビリのひとつとして生まれたプログラムを応用したものが、心臓病からの回復、そして再発防止を目的とした心臓リハビリの運動療法、すなわち「心臓リハビリメソッド」です。

ポイントは、自宅で、自力で、簡単に、安全にできること。ひとりでも多くの人に実践してもらえるよう工夫しました。

心臓は、自力で「元気」にすることができます。

心臓病の人でも心臓リハビリメソッドを続けると、健康体で運動をしていない人に比べて長生きしているという研究報告もあるほどです。

また、心臓リハビリメソッドを行うと心臓が元気になるため、心臓病の予防としても絶大な効果が見込めます。つまり、すでに心臓病になっている人だけでなく、なにかしら心臓に不安がある、将来的に心臓病になることは避けたい――そういう人たちにとっても役立つものになっています。

事実、健康診断で心臓への懸念を指摘された人が改善したという報告もあります。

この心臓リハビリメソッドが、心臓に不安があるあらゆる人、そして健康な人にとっても、元気に楽しく長生きできる一助になれば幸いです。

目次

第1章

弱った心臓でも自力で元気にできる

第2章

心臓を元気にする心臓リハビリメソッド

第3章

100歳まで元気な心臓でいるための習慣

第4章

こんな人は要注意！あなたの心臓は大丈夫か

第5章

100歳まで元気な心臓でいるために知っておきたいこと

第1章

弱った心臓でも自力で元気にできる

今、心臓病は「治る」病気になっている

ぼくの仕事は食料を運んでみんなに配ること。

そして、みんなのゴミを集めて運ぶこと。

毎日仕事をする。ぼくが休んだらみんなの食べるものがなくなってしまうし、ゴミだらけになってしまうから。

本当はひとりで働くのは大変なんだけど、ぼくが何も言わずに仕事をするから、みんなは当たり前のことだと思っているみたい。だから誰も気にしない。

ある日、ぼくは突然倒れてしまった。ぼくだってだんだん年をとる。無理をしているぶん弱っていく。でも、もともと頑丈だから、今まで心配してくれる人もいなかっ

たんだ。

ぼくが倒れてから、どこにも食料がなくなってしまった。ゴミもあふれている。このままじゃ病気が発生してしまうかも。

みんなはあわててぼくのメンテナンスをしてくれた。そのおかげで、ぼくはなんとか回復した。

ぼくはふたたび働き始め、食料もゴミも運べるようになってひと安心。

ようやく元どおりになった。

いや、ちがう。元どおりになったように見えるだけ。

ぼくはもうあまり無理ができない。また倒れたりしないように、今はできるだけ荷物を減らすようにしている。運ぶ食料が少なくなったから、だんだんみんながやせていく。このままだと危ない。

でも、仕方ないんだ。

だって、この仕事ができるのは、ぼくひとりだけなんだから——。

いきなり物語調の話が始まってびっくりしたかもしれません。それ以上に内容にもっと驚いたかもしれませんね。

物語のなかの「ぼく」は、あなたの心臓のこと。これは、あなたの心臓の物語です。みなさんは、こんなにも心臓を酷使しているのです。

物語の途中、「ぼく」は倒れてしまいます。これが心臓病の終末像である「心不全」です。

例えば、心筋梗塞は突然やってきます。予兆はあまりなく、あっても多くの場合は見過ごしてしまいます。そして、心筋梗塞の治療を受けて退院しても、再発の不安が残ります。

でも大丈夫。弱った心臓を元気にしたり、再発を予防できたりするからです。

あなたはいくつ当てはまりますか？

- □ トイレに行くだけで胸がドキドキする
- □ 階段を少し上り下りするだけで息切れする
- □ 冷や汗をかくことが多い
- □ 胸が締めつけられるように痛むことがある
- □ 早歩きしただけで脈拍数が増える
- □ 顔や足がむくみやすくなった
- □ 運動する習慣がない
- □ タバコを吸う
- □ 心臓病歴のある家族がいる
- □ ソーセージなど加工食品をよく食べる
- □ ケーキや菓子パンなど甘いものが好き
- □ 味付けの濃い料理が好き
- □ 食事にこだわりはなく、なんとなく済ませている
- □ ストレスを感じることが多い
- □ お酒をたくさん飲む
- □ ついつい夜更かししてしまう
- □ 熱いお風呂に入ることが好き
- □ 便秘で排便に苦労する
- □ 時間にゆとりのない生活をしている
- □ 血圧が高い

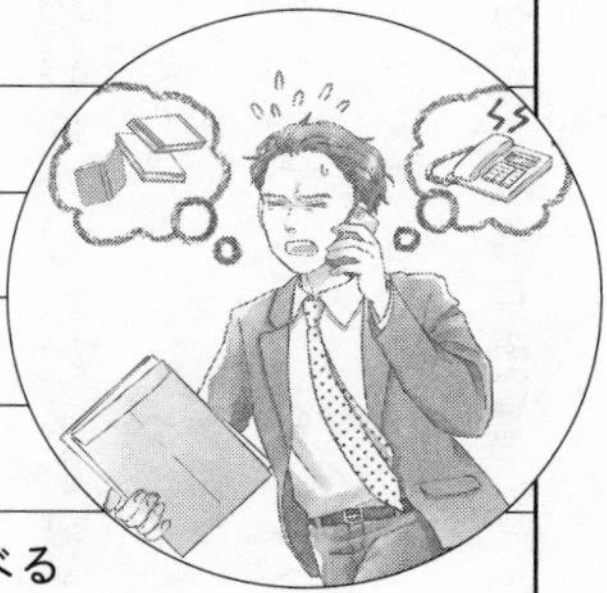

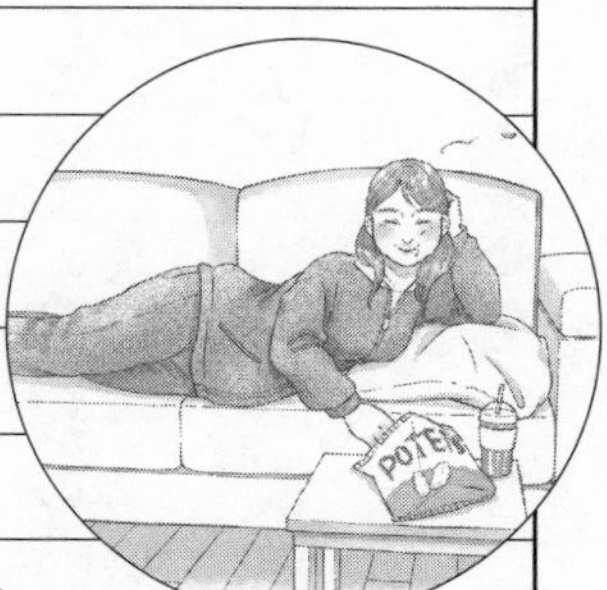

あなたは、心臓をどれくらい酷使しているか

前ページのチェックリストに回答してみてください。

いかがでしょうか。もしかしたら、意外とたくさんの項目にチェックが入ってしまったという人もいるのではないでしょうか。

これらの質問は、心臓に負担がかかりやすく、将来的に狭心症・心筋梗塞・心不全などの心臓病を引き起こす可能性が高い思考や行動、身体の状態を集めたものです。

つまり、**該当する項目が多ければ多いほど、心臓が疲れていて、心臓病のリスクが高い状態にある**といえます。

3つ以上チェックがついた人は、もっと心臓を大切にしないと、将来、重篤な問題が発生する可能性が大きいでしょう。

でも、心配しすぎることはありません。絶望する必要もありません。

なぜなら、心臓への負担を減らす方法、心臓を元気にする方法がしっかりと存在するからです。それを実践すれば、心臓が長持ちします。心臓が長持ちすれば、当然、寿命も延びます。

そしてその方法こそが、本書で紹介する心臓リハビリメソッドです。

リハビリという言葉には「元に戻す」「回復させる」という意味合いがあります。そのため病後に取り組むというイメージがあると思いますが、病気になる前にこのメソッドを実践しても、心臓病の予防や寿命の延長など高い効果を得ることができます。ですから本書でいうリハビリとは、心臓病予防のための「トレーニング」や「生活習慣の見直し」――そのようにお考えください。頻度や負荷は病後のリハビリとは異なるものの、やることや考え方はだいたい同じです。

40〜50代を迎えたら、たとえ今は健康体でも、心臓をケアするに越したことはありません。**心臓は何歳になっても鍛えられます。まだ間に合います。**なんの予防もせずに自堕落な生活を送り、心臓疾患になってしまってから悔やんでも遅いのです。

「好きなことをして死ねれば本望」とうそぶきながら、糖質まみれの食生活を送って糖尿病になったり、タバコを毎日大量に吸って肺がんになったりして、「控えておけばよかった……」と後悔する――そんな患者さんを、私はこれまでたくさん見てきました。


ドキッとした方はいませんか。

心臓に関しても、同じことがいえるのです。

心臓リハビリは、びっくりするくらい簡単で、誰にでも実践できることばかり。食事、生活習慣、運動に対する意識と行動を少し変えるだけで、心臓を元気にしていくことができます。

すぐに取り組んで、自ら「健康心臓」をつくっていきましょう。

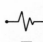

言語障害、認知機能の低下から華麗に復活

ここで、実際に心臓リハビリで華麗に復活した人のお話をしましょう。当時70歳だったAさんのケースです。

Aさんは、ある朝、心筋梗塞を発症して病院へ救急搬送されました。昏睡状態が約1カ月間続き、ICU（集中治療室）で治療を受けることになったのです。

予兆はありませんでした。健康診断の結果にも大きな問題はなく、まさに青天の霹《へき》靂《れき》だったそうです。

幸い意識は戻ったものの、Aさんは手指が自由に動かせなくなり、残念ながら文字がうまく書けなくなってしまいました。

認知機能の低下も認められ、そもそも文字が思い出せなくなったことが、これに追い打ちをかけました。ご家族の話によると、本人の自覚がないまま、会話（言葉を発すること）も不自由になっていたといいます。

心筋梗塞によってAさんが負ったダメージは、かなり大きなものでした。

しかし、このあと心臓リハビリに取り組むことによって、状況は大きく変わります。離床の訓練からスタートし、徐々に歩き始め、退院してからは主にウォーキングを行いました。

そして、リハビリを始めて3～4カ月後には、他人にもしっかり読めるような文字がスラスラと書けるようになったのです。

しばらく襲われていた立ちくらみもなくなり、認知機能も改善。不自由なく会話を交わせるようになり、趣味のゴルフも再開できるようになったそうです。

Aさんのように、なんの前触れもなく心筋梗塞になることは珍しくありません。そして心筋梗塞は、心臓の力が弱まって脳や全身にじゅうぶんな血液を送れなくなることから、運動障害、言語障害、認知機能の低下といった、脳梗塞に近い症状をもたらすことがあります。

でも、根気よく心臓リハビリに取り組めば、症状が改善される見込みはじゅうぶんにあります。決してあきらめてはいけません。希望を捨てなければ、いつか光が差し込んでくるのです。

なぜ、心臓リハビリで心臓が元気になるのか

「弱った心臓を元気にする」なんて夢のようなことが、本当に可能なのか。まだ疑問を拭い去れない人もいるかもしれません。

しかし、本書でお伝えする心臓リハビリメソッドは、長生きに対してきわめて有効です。れっきとしたエビデンス（科学的根拠）もあるプログラムです。

私は東北大学で医学を学び、1981年に医師免許を取得したあとは内科に進んで専門医の資格を取り、心臓と内分泌ホルモンの関係をおもに研究していました。

そこで心臓リハビリの重要性に気づき、リハビリの勉強も開始しました。これが

1995年のこと。以来、試行錯誤を重ね、専門医の資格を取るだけでなく、新たな試みにもチャレンジしました。心臓リハビリの現場では、多くの経験を積むことができました。

内科とリハビリの両方で専門医の資格を持つ医師は、日本全国に10人程度しかいません。そんな私だからこそわかること、私にしかいえないことはたくさんあります。

リハビリに対して誤った認識を持つ人、リハビリのことを重要視しない人はたくさんいます。私は彼らに説明したり、説得をしたりと、これまで何度もぶつかってきました。

患者さんだけではありません。医師もそうです。リハビリに関心がなく、その本当の力を理解できていない人があまりに多いのです。

でも、実際に私はこの目で何人も見てきました。心臓リハビリによって、症状が改善していった人たちを。そして、心臓が鍛えられ、元気を取り戻していった人たちを。

みなさんにはまず、確固たるエビデンスとともに、心臓リハビリのすごさを知っていただきたいと思っています。

メソッドの内容そのものはシンプルなのですが、時に奇跡のようなことが起こります。そしてそれを実践すれば、そんな奇跡も、みなさんにとって他人事ではなくなるのです。

世界基準の医療技術評価で〝最高ランク〟の信頼がある

心臓リハビリが効果的だという具体的なエビデンスを一から十まで紹介すると、一冊の本では書ききれなくなってしまうので、代表的なものをいくつかピックアップしましょう。

まず、虚血性心疾患（狭心症や心筋梗塞）の患者さんが心臓リハビリを行うことにより、心臓リハビリを行わなかった場合に比べて、心血管病による死亡率が26％低下し、入院のリスクが18％低下することがわかっています。

また、心不全の患者さんが心臓リハビリを行うことにより、行わない場合に比べて、あらゆる入院が25％減少し、心不全による入院が39％減少することも証明されています。

心臓リハビリを行うと、血管が広がり、体の隅々まで血液が行き届くようになります。血の巡りがスムーズになりますから、結果として心臓の負担が軽くなり、失われた活力が戻ってくるのです。

また、医療の世界では、すべての病気において「どのような治療（医療技術）を行うのがいいか」が4つの視点からランクづけされています。

4つの視点とは「推奨クラス分類」「エビデンスレベル」「Minds推奨グレード」「Minds エビデンス分類」というものであり、それぞれ3～7段階の指標があります。

このうち「I」および「A」が、最高ランクに位置づけられています。

じつは**心臓リハビリは、急性冠症候群（狭心症や心筋梗塞）、慢性心不全、心臓手術後、**

末梢動脈疾患、心臓移植後といった数多くの心臓病において「ⅠＡＡⅠ」という最高級の評価が与えられているのです。

ただし、不整脈については「ⅡaＢＢⅡ」となり、代表的な心房細動について少しずつエビデンスが集まりつつあるというのが現状です。心臓リハビリの効果がまだじゅうぶんに認められていない理由としては、これまで各種不整脈のなかでも「突然死につながる不整脈」に対して研究が集中し、ペースメーカーや植込み型除細動器など、体の中に埋め込む医療器具の開発が優先して行われてきた背景があるからです。不整脈に対する心臓リハビリの研究は、これから盛んになっていくと期待されます。

ちょっと専門的な話になりましたが、心臓リハビリの大切さ、そして信頼性を知っていただくために、あえて紹介しました。詳しくはＰ２７８の巻末資料「医療技術の４つの視点（推奨クラスとエビデンスレベル）」を参照ください。

これほどエビデンスがしっかりしていて、しかも「誰でも今日から始められる」療法は、そうそうありません。

医師として、自信を持って心臓リハビリをおすすめできます。

心疾患の治療は「安静よりも運動」がシン・常識

残念ながら、心臓リハビリは、まだ「一般的に広く普及している」とはいえないのが現状です。

その一因には、古くから正しいと信じられていた心臓病治療のなごり（現在では誤り）があります。

その昔（といっても1970年代ごろのことですが）、心臓病の治療は「安静第一」が主流でした。運動なんてもってのほか。安静にしていないと、心臓が破裂したり、心臓病が悪化・再発したりするぞ……というわけです。

もちろん、心臓が破裂してしまっては命がありません。そのため多くの心臓病患者は、ひたすら安静にしながら、心臓の状態が落ち着くのを待ちました。けれども、その結果、筋力は大きく低下し、自力で歩けなくなってしまう患者さんが続出しました。2カ月近くも安静にすることを求められていたのですから、無理もありません。

スポーツに置き換えて考えるとわかりやすいと思います。

大きなけがをしてしまい、手術に成功するも完治までには時間がかかる状況――そんなとき、痛みが完全に引くまでいっさいトレーニングをしないのと、患部の状態と相談しながら徐々にトレーニングを進めていくのとでは、どちらが復帰が早く、さらには復帰後の高いパフォーマンスに期待できるでしょうか。

答えは明々白々。後者以外に選択肢がないことは、よくご理解いただけると思いますが、心臓に関しては当時、前者のような考えが圧倒的優勢を誇っていました。

ところがその後、「心疾患を治療するには、安静よりも運動のほうがいいらしい」というエビデンスが出始めます。

なかでもインパクトが大きかったのは、狭心症を患っていたアメリカの林業従事者の事例です。家で安静にしているより、木を切る作業をしていたほうが、胸の痛みをはじめとした狭心症の症状が治まったというのです。

そして1999年、ドイツで発表された論文が、「安静より運動」の機運をさらに高めます。かつて安静が大事とされてきた慢性心不全の患者さんを、「運動を行わない群」と「週に2〜3回の運動を行う群」とに分け、3年後の生存率を調べました。その結果、「週に2〜3回の運動を行う群」の患者さんは「運動を行わない群」の患者さんに比べて2倍以上の生存率を記録したのです。

今や**心臓病は「安静にしていると、かえって寿命が縮まる」という考え方が主流**です。しかし「なんとなく、安静にしていたほうがよさそう」という前時代的な考え方も根強く残っています。まだまだ心臓リハビリは世の中に広く浸透しているとはいえません。

心臓に対する正しい知識を持ちさえすれば、誰でも寿命を延ばすことができます。本書でぜひ、その方法を身につけてください。

もうひとつ付け加えると、心臓に疾患を持っていない人でも、心臓リハビリの要素のひとつである「運動」が効果を発揮し、長生きにつながることが立証されています。

１９９６年から２００８年にかけて行われた大規模な研究の結果で、運動をはじめとする心臓リハビリは、心臓病でない人にも効果があることが明らかになっているのです。詳しくはＰ２８０の巻末資料「運動量と運動時間で死亡率はこんなに変わる！」を参照ください。

だから、「自分はまだまだ健康」と思っているみなさんに、早いうちから取り組んでいただきたいと思っています。

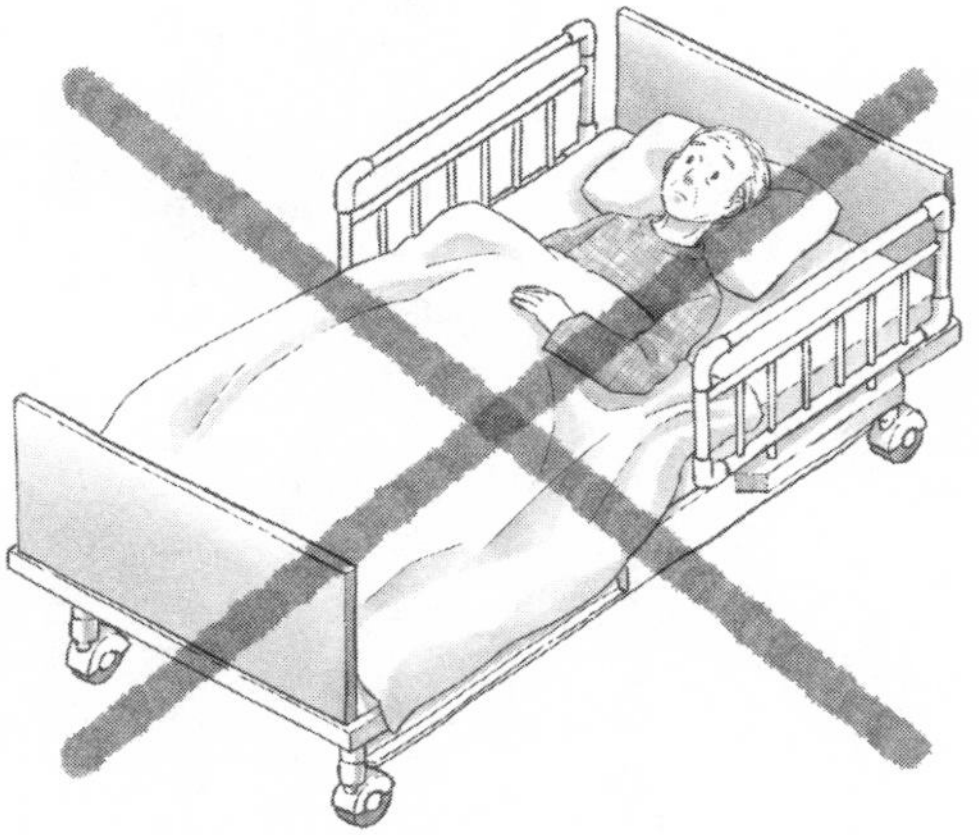

「安静にしているほうがいい」は大間違い！

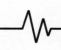

あなたの弱った心臓を元気にする画期的な方法

「心臓はがんにならないのですか」

よく聞かれる質問です。では、ほんとうに心臓がんはないのでしょうか。

結論から言いますと、心臓がんは存在します。ただ、多くはほかの臓器からの転移によるもので、心臓原発のがんはきわめて稀です。

では、ここで問題です。なぜ心臓がんはほとんどないのでしょうか。

①心臓の温度が高いから

②心臓で作られるホルモンががんを抑制しているから

③心臓の細胞はあまり増えないから

どれが正解かわかりましたか。じつは、答えは「すべて」でした。

心臓は40〜42度とほかの臓器に比べて温度が高くなっています。がんは高熱に弱い性質があるため、高温の心臓ではがん細胞ができにくいのです。

また、心臓は心房性ナトリウム利尿ホルモンというホルモンを作っています。主として水やナトリウムの利尿、血管の拡張などの生理作用を介して生体の体液バランスや血圧調整をします。ところが、このホルモンはがん細胞を抑える作用も持っていて、そのためがんができにくく、転移もしにくいと考えられています。

そして③です。がんは脂肪の分裂の異常によって増殖します。ところが、心臓は心筋という筋肉でできていて、その筋肉はほとんど細胞分裂しないので、がんができにくいのです。ちなみに、成人の心臓は「細胞分裂を終えた臓器」ともいわれてもいます。

さて、なぜこのような質問をしたかというと、心臓という臓器が筋肉でできているということをお伝えしたかったからです。

ほかの臓器と違って、心臓はつねに動き続けています。それこそ死ぬまで動き続けています。理由はいたってシンプル。心臓が止まると人は死んでしまうからです。

人間の体は複雑にできていて、たくさんの臓器があり、さまざまな病気があります。腎臓も肝臓も膵臓もみんな大事。でも、重要度において心臓に勝るものはなし。これは揺るぎない事実です。

どんなに足腰を鍛えても、脳トレを繰り返しても、健康長寿のためには、心臓が元気であることが絶対条件。心臓を壊したら元も子もありません。

また、心臓はとてもデリケートな臓器です。

健康診断でまったく異常のなかった人が、急性心不全で突然死するケースもあります。事実、私はこれまでに同業の知人を2人、心不全で亡くしています（詳細はP

186）。なんの予兆もない、突然死でした。
医学の知識を豊富に持っている医師でさえ、そういうことが起こり得ます。それだけ、心臓というのは重要かつ難しい臓器なのです。

にもかかわらず、心臓はないがしろにされる傾向にあります。お酒を飲む人が肝臓を気にしたり、タバコを吸う人が肺がんになることを心配したりする話はよく聞きますが、健康な人が心臓を大事にケアしているという話はあまり聞きません。

人間ドックや健康診断で心電図異常が指摘されたり、実際に心臓疾患になったりしないと、心臓にはなかなか意識を向けない——はたして、それでいいのでしょうか。


心臓の老化は20歳ごろからすでに始まっています。

心臓が老いるのが早いか遅いかは、生活習慣によるところが大きいです。

食生活の欧米化による栄養の偏りや運動不足、睡眠不足、飲酒・喫煙の習慣などが、知らず知らずのうちに、心臓に負担をかけていきます。ほったらかしは最悪です。

でも、そのリスクを意識したときからでも遅くはありません。少しずつ、生活習慣を改めることで、心臓の寿命は延ばすことができます。本書でお伝えする心臓リハビリにはまさに、生活習慣を改善し、弱ってしまった心臓を手助けして、長生きするためのノウハウです。

早死にしたくなければ運動をすること

「リハビリ」と聞くと、「病気になった人やけがをした人が社会復帰できるようトレーニングすること」というイメージを持っている方がほとんどだと思います。

心臓リハビリに関しても同様で、1964年に世界保健機構（WHO）が発表した定義でも「早期離床や早期社会復帰を目指すもの」とされていました。

しかし、80年代になると**運動療法だけでなく、食事療法や患者教育、カウンセリングを含む、心臓リハビリにおける〝包括的リハビリテーション〟の重要性が広く認識**

されるようになりました。

　また、このころには慢性心不全に対する心臓リハビリが、再入院や心臓病による死亡率を効果的に減らすことがわかります。

　こうして心臓リハビリの効果が多くのエビデンスとして蓄積されていくようになりました。


　現在では、単なる体力回復を促すためのトレーニング、あるいは虚血性心疾患の危険因子の改善を目的とした介入にとどまりません。**心臓病患者の生命予後やQOL（Quality of Life＝生活の質）の改善にも**

心臓リハビリは運動療法だけではない

運動療法	食事療法
患者教育	カウンセリング

▼

包括的リハビリテーション

・体力回復
・危険因子の改善
・心臓病の再発予防
・QOL（生活の質）の向上

確たるエビデンスがあるとされています。

心臓リハビリにおける多面的効果の画期性が医学界でも賞賛されているのです。

心臓リハビリは、運動療法だけではありません。食事療法、薬の飲み方、病気に対する知識の教育――そういったものすべてがプログラムとして組み込まれています。

逆説的にとらえれば、それだけ総がかりでやらなければいけないということ。

これは、心臓病に対するコンセンサスを得ている揺るぎない事実です。

一方で、優先順位の問題もあります。「なにから始めるべきか」は、心臓病の種類によって異なりますが、まずは運動あるいは食事の習慣を見直すべきでしょう。

医学の進歩によって、かつては考えられなかったようなすばらしい薬が世の中にはたくさん誕生しました。

しかし、**いかに薬が効果的だとしても、運動療法や食事療法ありきが前提**。薬を飲まない生活を送ることはできますが、どんなに健康な人でも運動と食事の2つは生きていくうえで欠かせませんからね。

とくに食事については、嫌でも毎日お腹が空いてしまうので、日常的に2日も3日もなにも食べない、なにも飲まないという人はいないでしょう。

では、運動についてはどうでしょう。

子どものころは、勉強の一環として体育の授業があり、夏休みにはラジオ体操がありました。それが大人になるにつれて、運動する習慣自体がなくなり、健康診断で運動不足を指摘されても忙しさにかまけて放置してしまっているのではないでしょうか。

昨今はリモートワーク等の普及で、それこそ朝から晩まで部屋から一歩も出ない人も珍しくありません。歩くという最低限の動きですらままならないご時世です。

あなたは生きていくために必要な運動をしていると、自信を持っていえるでしょうか。

そんな人のために、第2章では心臓リハビリのなかでも運動療法に重点を置いて、日常生活に気軽に取り込める心臓リハビリメソッドを紹介していきたいと思います。

「安静第一」思考からの脱却が長生きに直結

病気を早く治すためには安静にしていなければいけない。

心臓の手術をしたら心臓に負担をかけないよう、静かにそっと寝ていること。

かつてはこれが大原則とされてきました。

ところが、心臓病が治っているにもかかわらず、以前の生活に戻れないというケースが後を絶ちませんでした。繰り返し述べてきたとおり、安静にしていることで、かえって運動機能の回復を妨げてしまっていたからです。

驚いたことに人間は、何もせずに寝ていると1日で筋肉量が約2％も落ちてしまいます。

要するに、たとえ入院中でも、食事と薬による治療だけでなく、適度な運動負荷をかけなければならないということです。

実際に、半年間の回復期に心臓リハビリをやった場合とやらなかった場合が、その後、どれくらい生きられるかを比較した研究があります。心臓リハビリを行った群は、心臓リハビリを行わなかった群と比べて、死亡率が56％減少、再発率が28％減少と明らかな違いがありますが、それ以上に、心臓リハビリをしっかりやった人は、同年代の一般市民（＝心臓病でない人）と同じだけ生きられる、というデータがでているのです。詳しくはＰ２８１の巻末資料「半年間の回復期心臓リハビリをやるとやらないとではこんなに違う！」を参照ください。

とはいえ、決して「運動するぞ！」と意気込むほどのことをする必要はありません。運動負荷といっても程度はさまざま。心臓リハビリでも「急性期」「回復期」「維持期」の３段階でそれぞれ推奨される運動療法は異なっています。

心臓リハビリの最大の特徴は、心不全の人でもできるくらいの安全な運動がベースとなっていることです。

極端な例を挙げれば、もともと体力に自信のある若い人であったとしても、手術して早々に長時間のランニングはとうていできません。つまり、やっていて苦しいと感じるような運動をする必要はないということ。**高齢の方がすぐに取り組めるレベルの運動負荷でも効果が見込める——そこに心臓リハビリの大きな意義があります**。

思い立ったが吉日。誰でもすぐに始められるのが心臓リハビリのキモなのです。

外科手術をすれば万事解決と思っていませんか？

本章の最後に、一度ならず二度、三度と心臓の治療や手術を受けなければならなかったにもかかわらず、心臓リハビリで返り咲いたBさんのケースを紹介しましょう。

Bさんは62歳の男性です。彼はある日の出勤時、駅の階段を上っている際に体の異変に気づきました。どこかに痛みがあるわけではないのに、脂汗が大量に噴き出してきたのだそうです。

健康診断の結果はずっと良好。だからこそ、それまで経験したことのない症状に不安を覚え、すぐに病院を受診しました。

診断の結果は、狭心症。脂汗が噴き出したのは、狭心症により冠動脈が狭くなったことが原因でした。

その後、冠動脈の狭くなった部分をバルーンで膨らませる治療を受けて、体調は一時的に回復。しかし再び調子が悪くなり、今度は冠動脈にステント（管）を留置する手術を実施。手術は成功するも、いい状態は長く続かず、次は冠動脈のバイパス手術（詰まった冠動脈に迂回路を作る手術）を受けることに……。

というように、約1年のあいだに、立て続けに3回も治療・手術を受けることになりました。

症状悪化の阻止と健康維持の大切さを痛感したBさんは、バイパス手術のあと、心臓リハビリに取り組むようになりました。

Bさんのリハビリはストレッチやウォーキング、階段の上り下りといった運動療法が中心でした。それと並行して、食事療法も始めました。減塩、たんぱく質はおもに魚から摂取、野菜たっぷり、体にいいエゴマ油の使用などを食生活に取り入れ、リハビリにコツコツと励んだそうです。

すると、狭心症や心筋梗塞などの発作がいっさい起こらなくなっただけでなく、心臓の調子が悪いと感じることすらまったくなくなりました。


これはまさに、心臓リハビリが実を結んだ結果です。

狭心症・心筋梗塞は再発率が高く、Bさんのように繰り返し手術を受けなければならないようなケースをゼロにすることはできません。

しかし、心臓リハビリによって、その確率を下げることはできます。取り組み方次第では、病気を発症する前よりも、若々しく、元気な生活を送ることも可能になるのです。

いつ、どこでも、誰にでもできる簡単な運動であるにもかかわらず、生き永らえたり、寿命を延ばしたりすることに対して、最もエビデンスが揃っているのが心臓リハビリです。

心臓病の発症あるいは手術日から1～2週間までを指す「急性期」だけに心臓リハビリを行った患者さんと、その後の「回復期」および継続5カ月後以降の「維持期」まで心臓リハビリを続けていた患者さんとでは、心臓病の再発率やその後の寿命に明確な違いがあることも研究で明らかにされています。

〝リハビリの最先端をいくリハビリ〟であることが、最大のセールスポイントといえるでしょう。

「今からでも遅くない」

そんなダイレクトなメッセージが、心臓リハビリには含まれています。

第2章

心臓を元気にする心臓リハビリメソッド

誰でも手軽に実践できる心臓リハビリメソッドとは？

第2章では、心臓リハビリメソッドの具体的なやり方を紹介します。

①いきいきウォーキング（有酸素運動）
②ゆるスクワット（筋力トレーニング）
③ゆっくり片足立ち（バランス感覚と骨強度）

どれも自宅で簡単にできるものばかりです。①いきいきウォーキング、②ゆるスクワット、③ゆっくり片足立ち――これらをひとつのルーティンとし、毎日続けていくことを心がけましょう。

3つの心臓リハビリメソッド

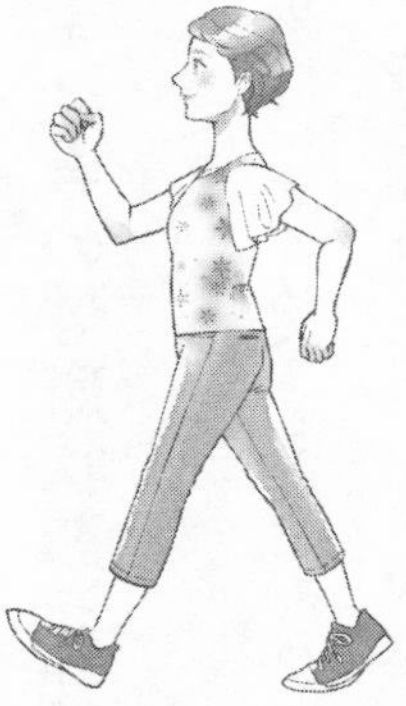

❶ いきいきウォーキング（有酸素運動）

1日30分（約3000歩）

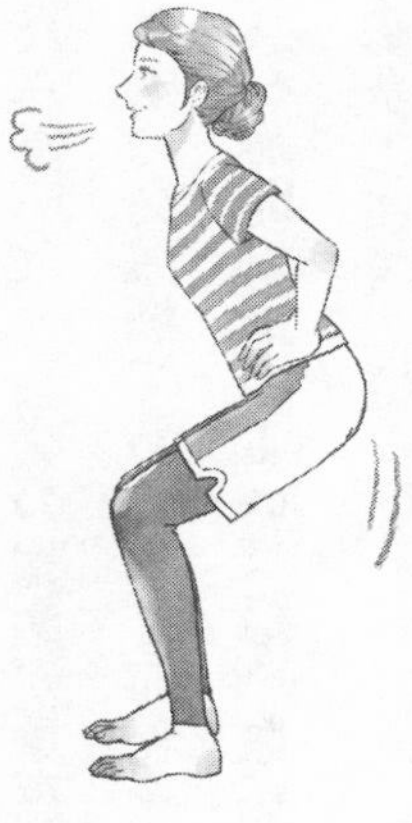

❷ ゆるスクワット（筋力トレーニング）

1セット：5～10回
▼
朝・昼・晩の1日3セット

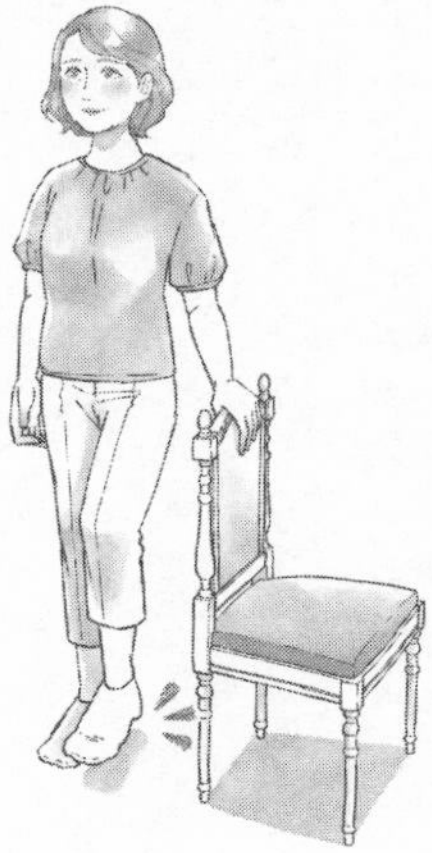

❸ ゆっくり片足立ち（バランス感覚と骨強度）

1セット：1分間×2（右足と左足）
▼
朝・昼・晩の1日3セット

まずは今の健康状態を知ろう

心臓リハビリメソッドを始める前に、注意していただきたいことがあります。自分の健康状態を知ることです。次ページの表で、自分は大丈夫かチェックしましょう。

心臓リハビリは、もともと心不全の患者さんでも安全にできる運動です。ただし、「急性期」にあたる場合は医師や看護師、理学療法士などの監視下で、病気の回復程度や心臓の状態を随時チェックしながら行われています。

早急に治療を行わなければならないほど心臓の状態が重篤な人はもちろんのこと、**空腹時の血糖が250㎎／dℓ以上の高血糖である人**は血糖を下げる治療に専念してください。また、**最大血圧が180㎜Hg以上あるいは最小血圧が100㎜Hg以上ある人**もまずは血圧を下げる治療を優先してください。

かかりつけの医師がいる場合は、運動の是非や指示を仰ぎましょう。

心臓リハビリメソッドに
取り組んではいけない人

・不安定狭心症や高度大動脈弁狭窄症、左室流出路狭窄の人

・急性心筋梗塞や急性心内膜炎、急性心筋炎、急性大動脈解離などを発症したばかりの人

・心不全の病状が不安定あるいは足のむくみ（浮腫）が強い人

・重篤あるいは病状が不安定な高血圧症、糖尿病、不整脈などの合併症がある人（空腹時の血糖が 250 mg /dℓ以上、最大血圧が 180㎜Hg 以上あるいは最小血圧が 100㎜Hg 以上）

・医師より運動を止められている人

▼

まずはかかりつけの医師に
運動の是非や指示を仰ぎましょう

運動の程度は自分自身でしっかりと考えること

心臓リハビリの運動療法は、トレーニングがきつければきついほど効果を得られるといったものではありません。

例えば、呼吸リハビリでは、少し強い負荷をかけ、息切れするくらいの運動が勧められています。ところが、息切れというのは心臓リハビリでは危険信号。**運動の負荷は息切れする手前の段階で止めなければいけないことが大きな違い**といえるでしょう。

あとは脈拍。呼吸リハビリに脈拍の制限はありませんが、心臓リハビリに関しては安静時のプラス30、β遮断薬を使用している場合はプラス20くらいが上限となるように調整してください。

脈拍数と心拍数は不整脈がない限り同じなので、脈拍を知ることで心拍の状態も知ることができます。

心拍数の正しい測り方

❶まずは安静時の脈拍数を知る

❷同じ強さの運動を 3 分以上した直後に 15 秒間の脈拍数を測定

❸❷の数値を 4 倍にする

❹安静時と比較して上限内に収まるよう調整

例：安静時の脈拍数が80ならば
上限は 110（β遮断薬服用時100）

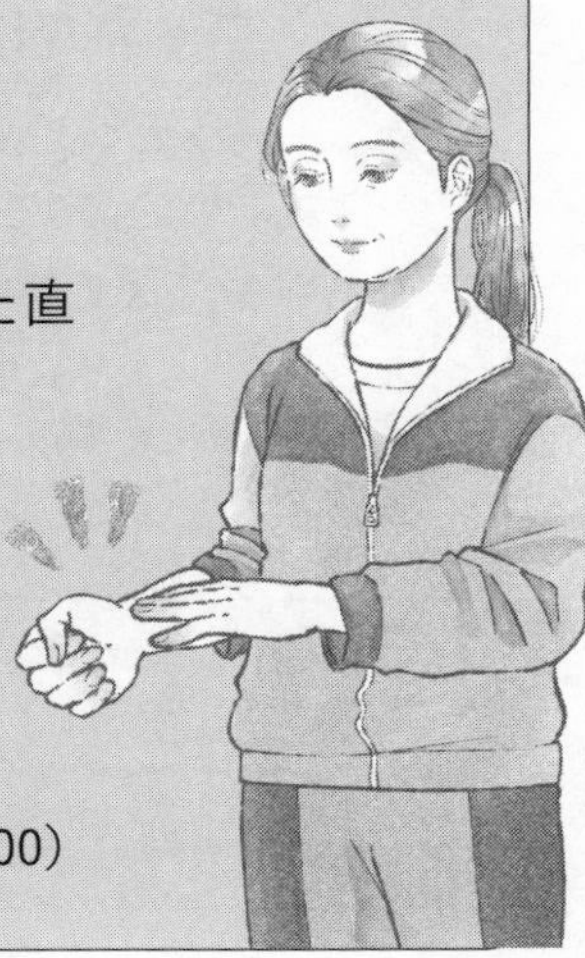

ただ単に運動するのではなく、**自分で心拍数をモニタリングすることが大切**です。

運動強度を決める方法としては「ボルグスケール」もおすすめです。スウェーデンの心理学者ボルグ氏によって考案された指標で、運動者自身が運動中における自分の感覚（おもに疲労度）を主観的に評価する方法です。なお、心臓リハビリの強度としては、運動しながら息切れせずに会話ができることを目安としてください。詳しくはP282の巻末資料「ボルグスケールによる運動の激しさの目安」を参照ください。

すみやかに運動を中止すべき症状

- 胸痛や呼吸困難、頭痛、吐き気、めまい、ふらつき、冷や汗などの症状が出た
- 運動中または運動後の心拍数が、前日より 10 回 / 分以上増えた
- 運動中に動悸、頻脈、徐脈、失神などの不整脈の症状が出た
- 運動をしていないときでも不整脈が増えた

運動の強度（I）や時間（T）を見直すべき症状

- 主観的に運動が「きつい」と感じる（ボルグスケールが 15 以上）

さらに医師による運動処方は「FITT（フィット）」という形でなされますが、これは「F：Frequency＝頻度」「I：Intensity＝強度」「T：Time＝時間」「T：Type＝種類」の4つに重きを置く科学的な方法です。トレーニングと聞くとI（強度）にばかり意識を向けてしまいますが、心臓リハビリではF（頻度）を多くするか、T（時間）を延ばすことが優先されます。こちらもP283の巻末資料「FITT（フィット）〜運動処方の4つの原則〜」を参照ください。

心臓病ごとに注意点が違うので気をつけよう

狭心症・心筋梗塞・弁膜症

・胸痛が出た場合は突然死のリスクがあるので、すみやかに運動を中止する

▼

別日に比較できるよう痛みが出たときの脈拍数も測っておく

・１週間で体重が 1.5kg 以上増えた
・安静時、運動中、運動直後の心拍数が、前日より 10 回 / 分以上増えた

▼

どちらも心不全が悪化している可能性があるので、すみやかに運動を中止し、担当医に相談する

不整脈

運動で不整脈の頻度が増えた場合は、すみやかに運動を中止する（不整脈の悪化）
・運動時に以前はなかった不整脈が出るようになった

▼

狭心症や心筋梗塞、心不全が悪化している可能性があるので、すみやかに運動を中止し、担当医に相談する

末梢動脈疾患（PAD）

・本格的な運動に取り組む前に、必ず下肢以外の箇所に異常がないかチェックする

▼

本来であれば心臓リハビリよりも運動負荷の強い運動が推奨されるが、チェックが済んでいない場合は心不全に準じる運動にとどめる

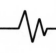

心臓リハビリメソッド①

いきいきウォーキングで死亡率を下げる

心臓リハビリメソッドでなによりも大切なことは、ずばり有酸素運動です。

では、ここでみなさんにひとつクイズをお出しします。

どんな有酸素運動がベストでしょうか。

ジョギング（ランニング）、サイクリング、水泳、エアロビクス、ヨガ、ピラティス、ラジオ体操……。じつは、このなかに正解は含まれません。

答えはいたってシンプルで、ベストはウォーキング。そう、歩くことに勝る有酸素運動は存在しないのです。

「そんなことで寿命が延びるわけがないじゃないか」

おそらくほとんどの方がそう思ったことでしょう。しかし、みなさんが想像している以上に日ごろから有用な歩数を確保できている人は少ないのです。

公衆衛生学的な根拠を持つためには、毎日30分あるいは1週間の合計で150〜180分以上の有酸素運動を中強度で行うことが必要です。

ここで注意していただきたいのは、**運動療法として毎日30分を確保すること。**

P280の巻末資料「運動量と運動時間で死亡率はこんなに変わる！」のグラフでも示したとおり、1日あたり90分までは運動時間が15分延びるごとに死亡率は約4％ずつ低下。最低限となる1日30分の運動よりも60分運動した人のほうがさらに約10％も死亡率の低下が見込めます。

ただし、90分以上の運動では死亡率の低下が確認できず、オーバーワークになってしまう可能性もあるので注意しましょう。

ダラダラ歩きをやめるだけで寿命が延びる

「ただ歩く」といいましたが、歩くときに気をつけてほしいことが2つあります。

ひとつは、30分の歩く時間を新たに作るのではなく、なんとなく毎日ダラダラ歩いている時間のうち、**30分に相当する3000歩を、中強度の運動、すなわちこれから説明する「いきいきウォーキング」に置き換える**ということ。

そして、もうひとつは**30分連続で続ける必要はない**ということです。5分、10分と小分けにしてもいいので、1日の合計で30分になるようにしましょう。


個人差はかなり大きいので一概には言いきれませんが、人が30分で歩く歩数は約3000歩。たいていの人は1日に約6000歩は歩くので、じゅうぶんな効果を見込むためには毎日9000～1万歩程度を歩かなければならない計算になります。

でも、さすがに毎日1万歩以上も歩くのは大変ですよね。膝が痛くなることもありますし、そもそもやること自体が億劫になって続かないでしょう。日課とするにはマイナスの側面を否めません。

でも、たとえば毎日の買い物や散歩の時間を「いきいきウォーキング」に置き換えるのなら、それほど難しいことではないはずです。

また、いきなり頑張ってたくさん歩くのは、足腰に不安のある人だと難しいでしょう。その場合、まずは歩数計を付けて自分がどれくらいのペースで歩けているのかを測定し、運動時間も5分から始めるなど、自分に合った適切なプランで臨んでみてください。

まずは運動療法として、いきいきウォーキングを行うこと。運動不足の現代人にとっては、それを心がけるだけでも着実に寿命を延ばす算段となります。

理想的ないきいきウォーキング

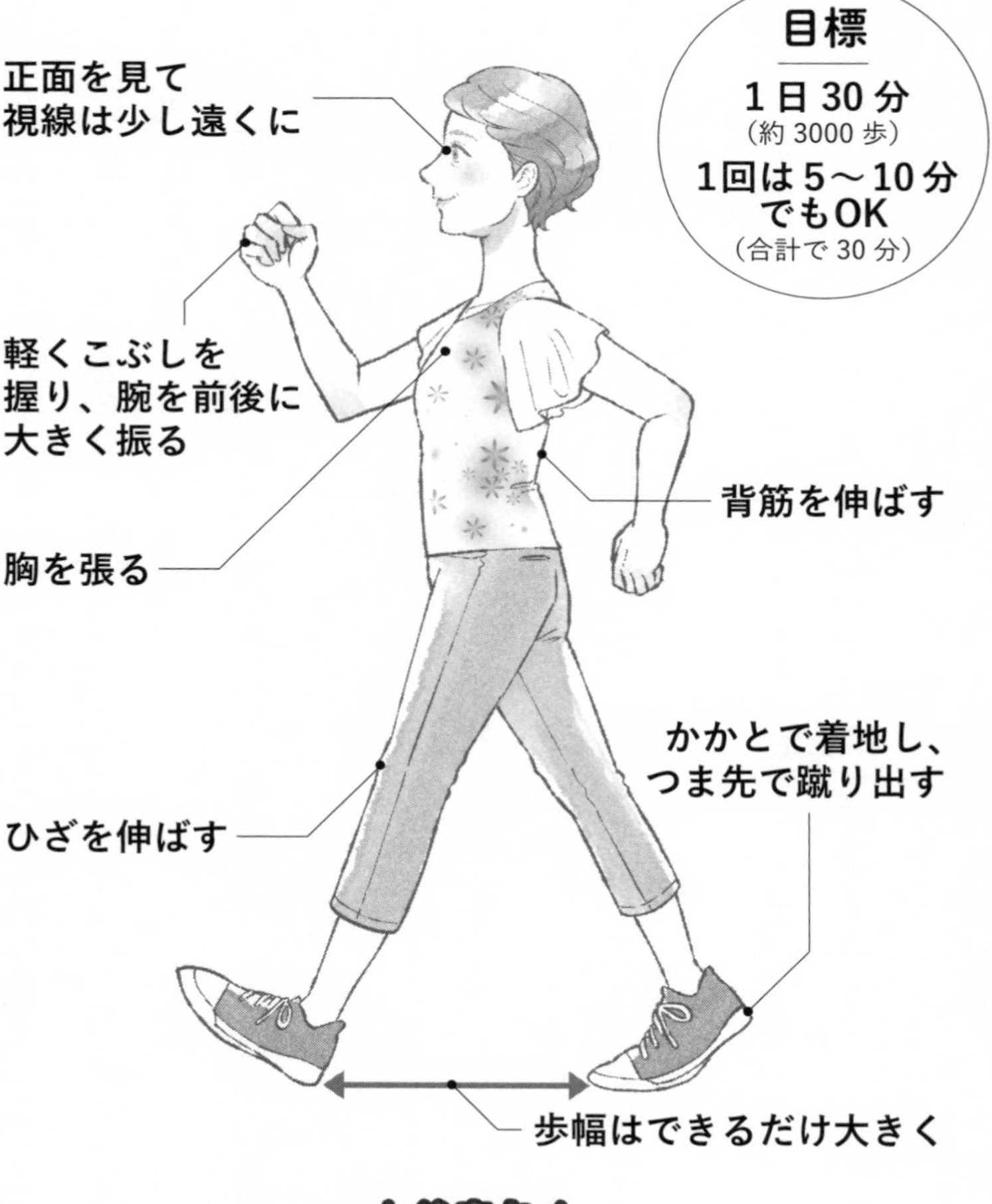

注意点

息切れしないこと。1日90分以上はオーバーワーク

こんな姿勢にならないように

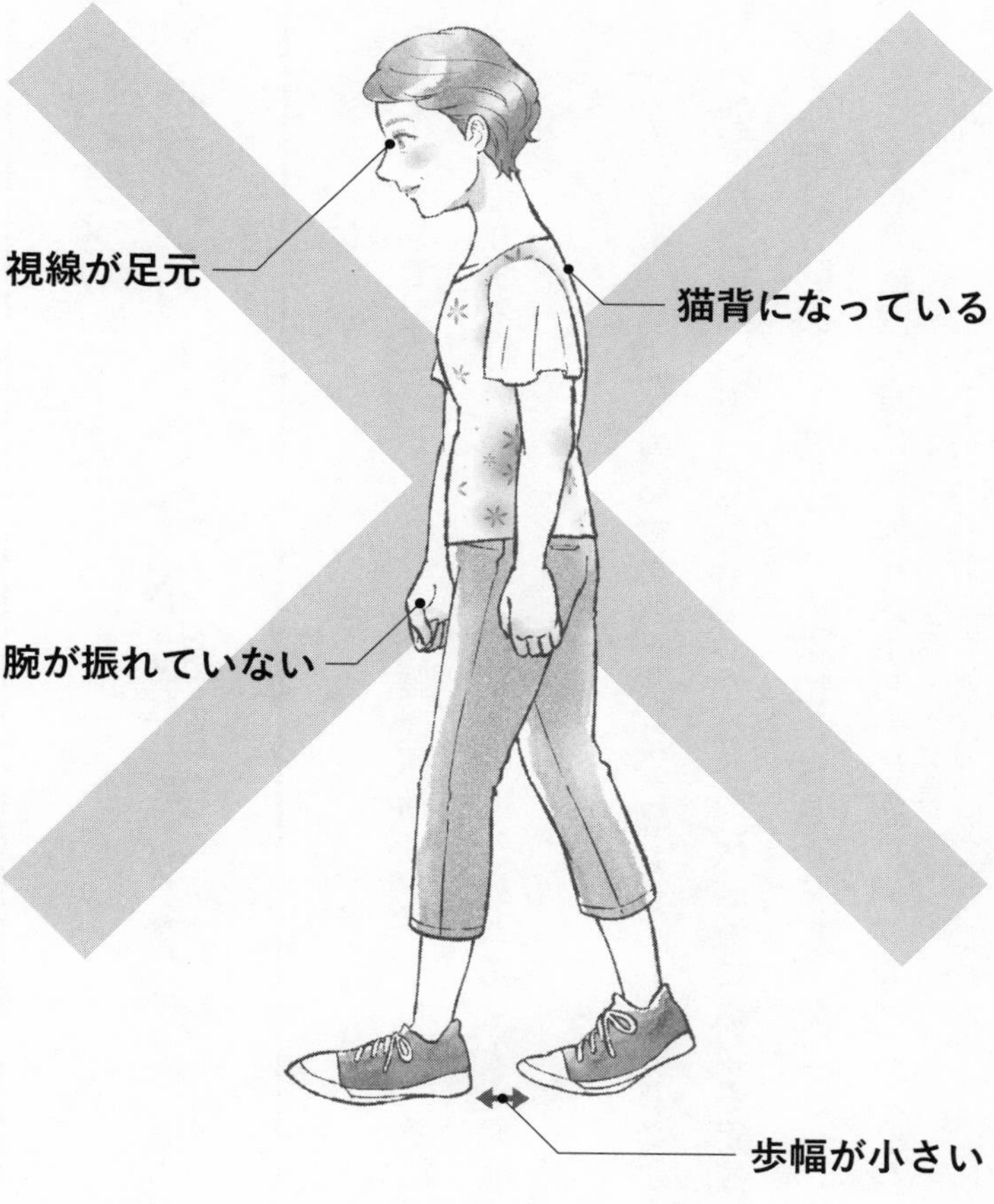

ダラダラ歩きでは時間の無駄！

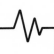

心臓リハビリメソッド②
ゆるスクワットで身体機能アップ

心臓リハビリメソッドで大前提となるのは有酸素運動です。そして、その効果をあげるためには、次に紹介する軽い筋力トレーニングを取り入れることもポイントになります。

これまでにも、安静第一が過去の話であることは、繰り返しお話ししてきました。筋力や筋肉量の低下が病気の回復を妨げる――これが現代医療における定説です。

また、有酸素運動は心肺機能の強化や体力維持にはきわめて有効ですが、残念ながらサルコペニア（全身の筋肉や身体機能が低下した状態）やフレイル（心身の活力低下）といった高齢者に多い症状を完全に予防することはできません。

心臓病の人でなくとも、筋肉量と寿命の相関性は無視できないのです。

太ももの筋力アップが長生きするための好循環を生み出す

筋力トレーニングとしては、太ももを中心とした下肢の筋肉や骨を鍛えると効果的です。

しかし、その際に**注意していただきたいのは息を止めずに行うこと**。これがとても重要なので、しっかりと意識させなければいけません。つまり、これから紹介する「ゆるスクワット」も、あくまでも有酸素運動のひとつとして行うということです。

みなさんは立ったり座ったりがシンドイと感じることがありませんか。

じつは**全身の筋肉のうち60～70％は下半身の筋肉で占められています**。そのなかでも太ももは、さまざまな日常生活動作にかかわる「大腿四頭筋」「ハムストリングス」

といった、とても大きな筋肉が集まっている場所です。

立つ、歩くといった基本動作を支えるだけでなく、基礎代謝や最大酸素摂取量の増加、関節の保護といった観点からも、太ももの筋力アップは推奨できます。

海外のデータでは〝歩くのが速い人ほど長生きできる〟との追跡調査結果もあり、男女の性別を問わず、歩くのが速いグループ（歩行速度が毎秒1・4m以上）は遅いグループ（歩行速度が毎秒1・4m未満）に比べて、なんと10年後の生存率が約3倍も高くなっていました。とくに75歳以上では、顕著に寿命の差が出ていたと報告されています。

足腰が丈夫になればウォーキングの質も高まり、脂肪が燃えやすくなることで太りにくくなったり、同じ運動量でも心臓への負荷がかかりにくくなったり、というように、太ももの筋力アップは心臓リハビリの一環としても本当にいいことずくめです。

効果的なゆるスクワット

❶ 腰に手をあてて、足を肩幅に開いて立つ

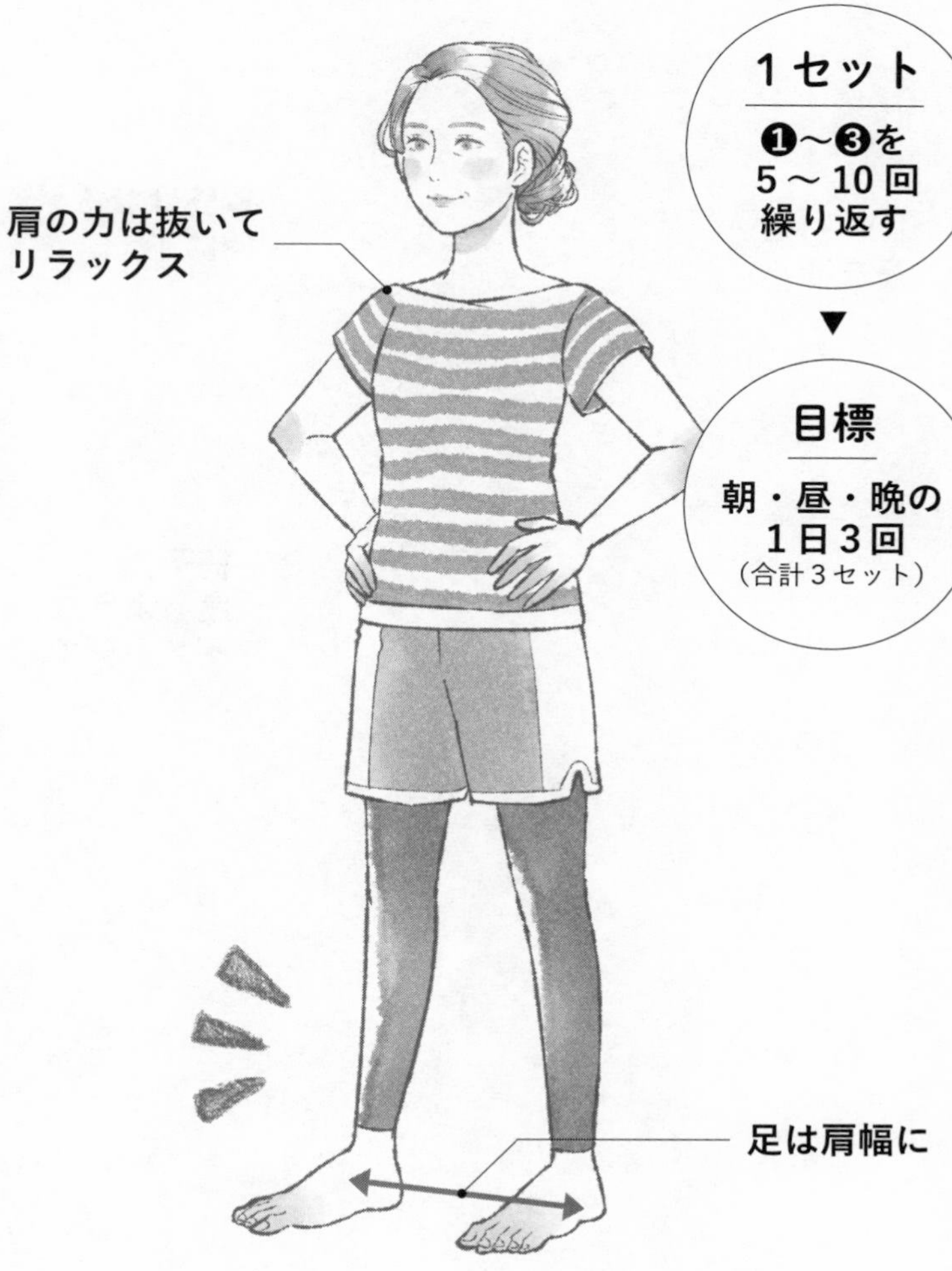
肩の力は抜いて
リラックス
1セット
❶〜❸を
5〜10回
繰り返す
目標
朝・昼・晩の
1日3回
(合計3セット)
足は肩幅に

❷ 口からゆっくり息を吐きながら、
5秒かけて軽く膝を曲げて腰を落とす

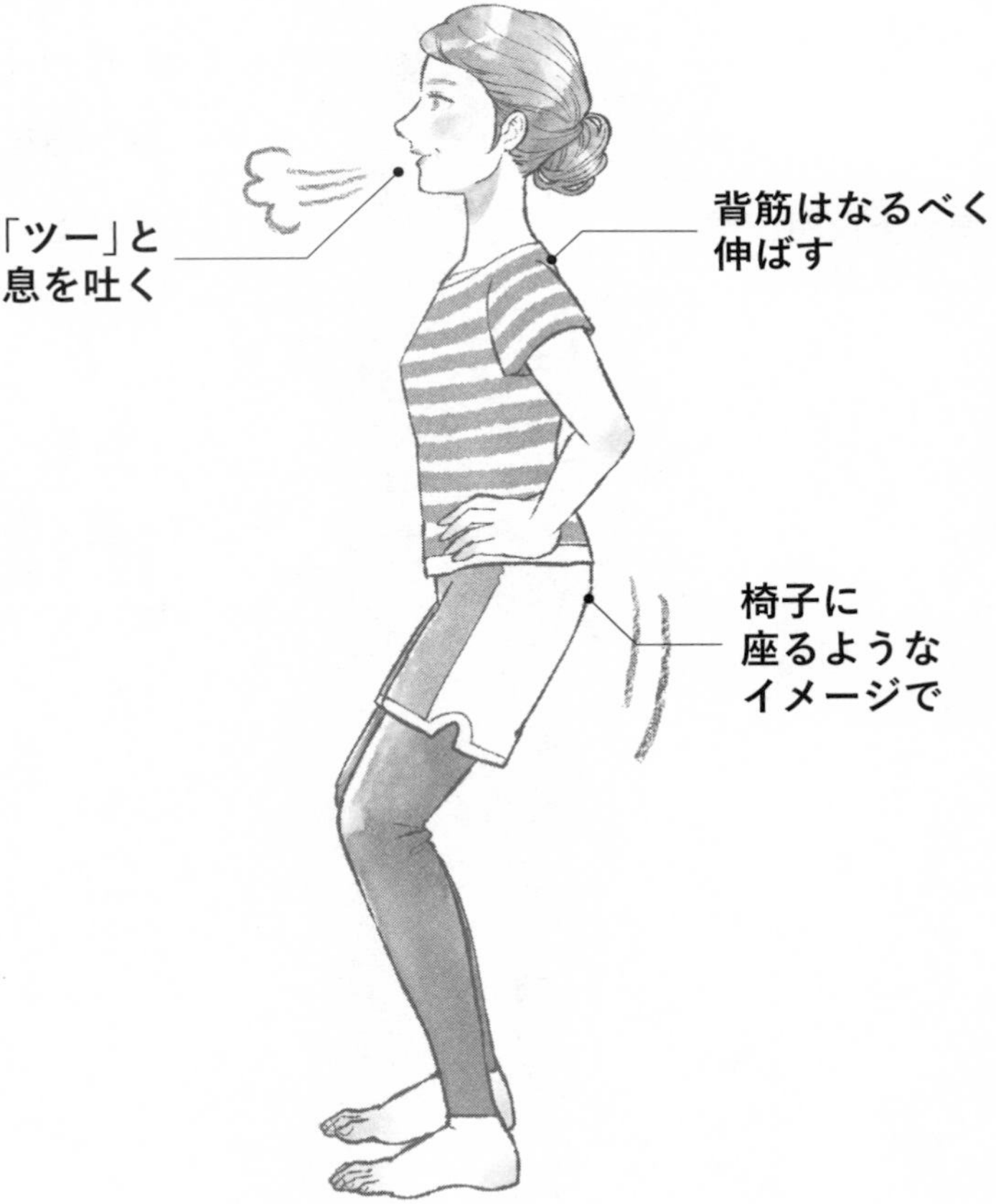
「ツー」と
息を吐く
背筋はなるべく
伸ばす
椅子に
座るような
イメージで

❸ 腰を落としきったら、鼻からゆっくり息を吸いながら、５秒かけて❶の姿勢に戻る

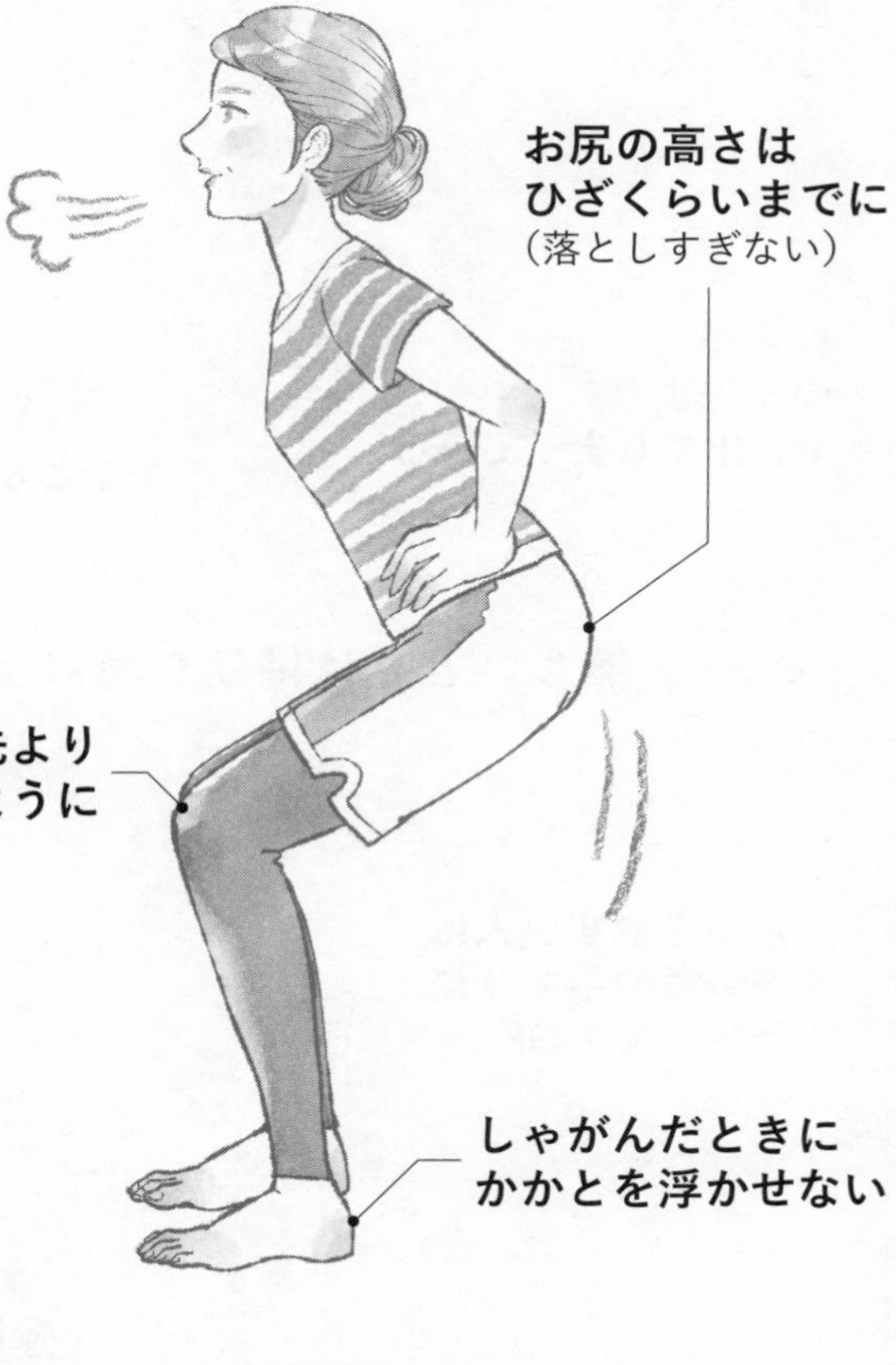
お尻の高さは
ひざくらいまでに
（落としすぎない）
ひざがつま先より
前に出ないように
しゃがんだときに
かかとを浮かせない

＼注意点／

運動中は息継ぎをして、決して息を止めないように

こんな姿勢にならないように

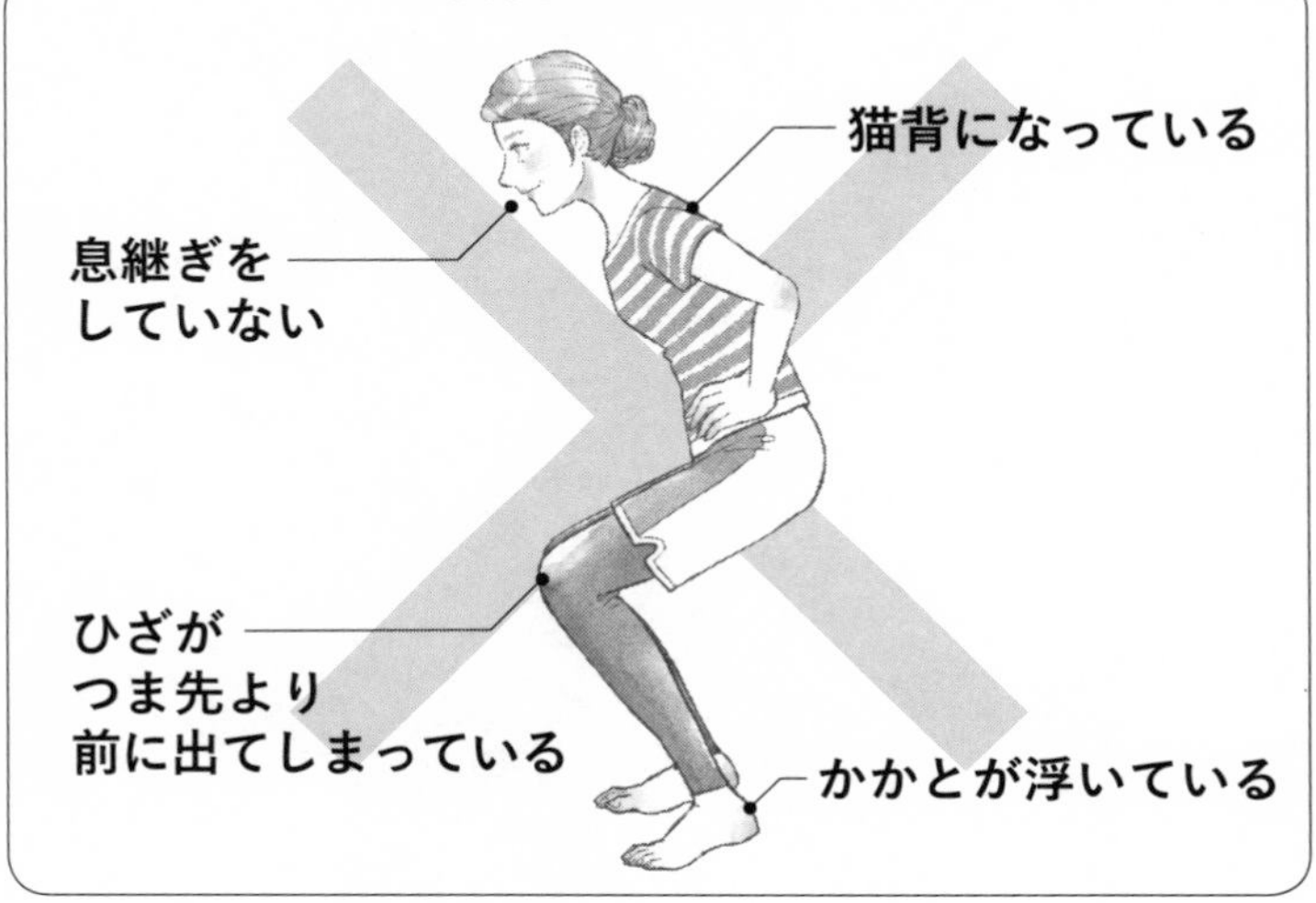

難しいときは補助を使おう

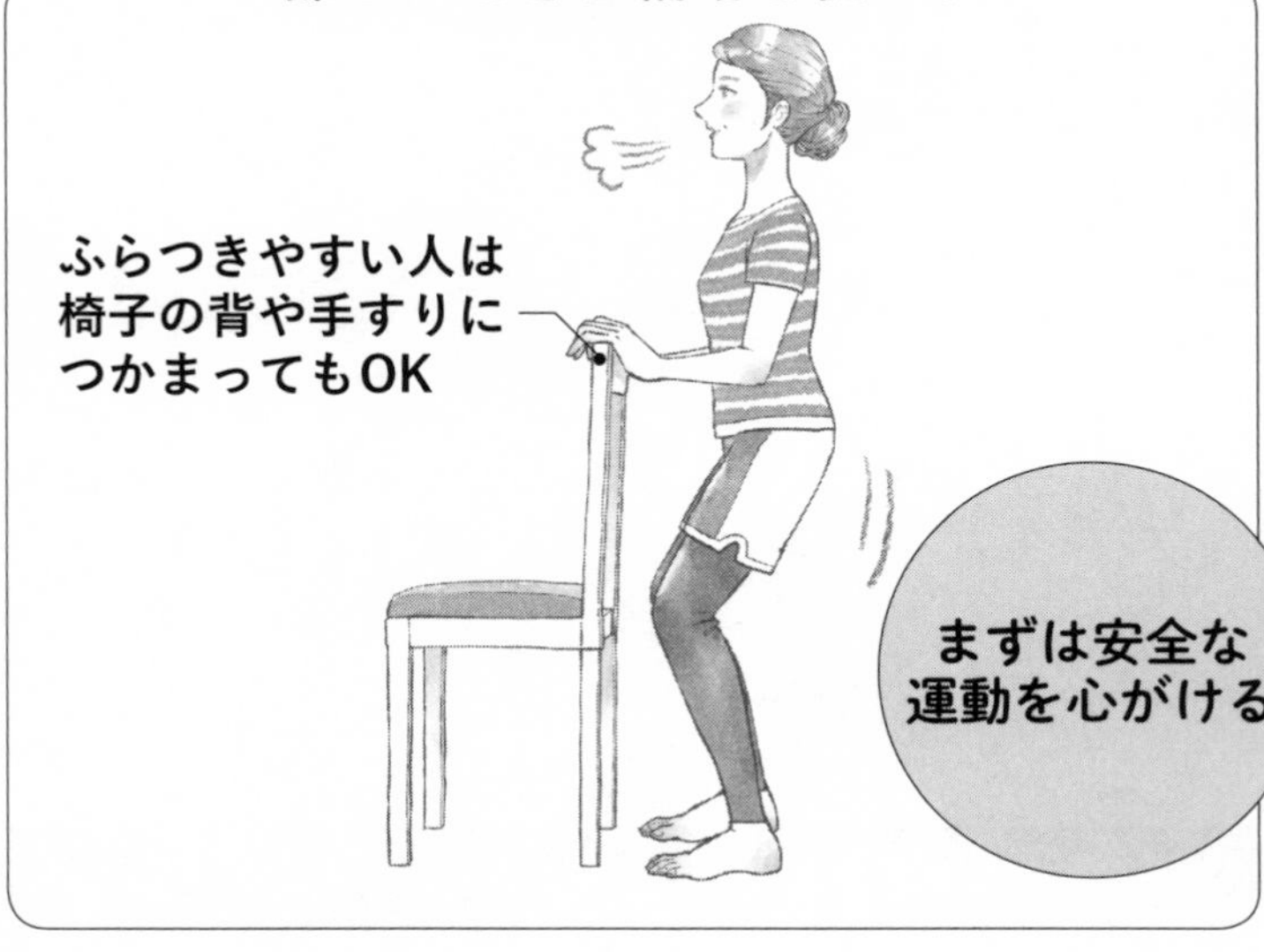
ふらつきやすい人は椅子の背や手すりにつかまってもOK
まずは安全な運動を心がける

心臓リハビリメソッド③

ゆっくり片足立ちでバランス感覚と骨強度を鍛える

心臓リハビリメソッドとして、ゆるスクワットと一緒に取り組んでもらいたい、もうひとつのレジスタンス運動が「ゆっくり片足立ち」です。

スクワットのようにダイレクトに筋力アップを促すものではありませんが、足や背中といった多くの骨を筋肉と一緒に鍛えられることが片足立ちの特徴といえるでしょう。

なんと**たった1分間の片足立ちをするだけでも、じつに53分間もウォーキングしたときと同じだけの骨負荷がかかる**ことがわかっています。

この「ゆっくり片足立ち」はトレーニングのように高く足を上げる必要はなく、地面から5㎝ほど足を浮かせるだけでも骨に対してはじゅうぶんな効果が得られます。ふらつきがある人はバランス感覚を養うことで転倒防止の効果も見込めますし、骨の強度を上げることで骨粗しょう症の予防にもつながるでしょう。

骨密度の減少は、カルシウム不足や女性の場合は女性ホルモンの分泌量減少だけでなく、加齢にともなう食事量や運動量の減少といった生活習慣の変化も大きな要因です。

つまり、ウォーキングやスクワットといった運動を安全に行うためにも、片足立ちは心臓リハビリメソッドのひとつとして欠かせません。

簡単にまとめると、**「いきいきウォーキング（有酸素運動）」で持久力、「ゆるスクワット」で筋力、「ゆっくり片足立ち」でバランス感覚と骨強度を鍛えることになります。**

スクワットと片足立ちは朝・昼・晩の3回を目安に、ながら運動でもいいので日常のルーティンに組み込み、お風呂やトイレと同様に毎日の日課としましょう。

いつでもどこでもゆっくり片足立ち

❶右手で椅子の背や手すりにつかまり、
しっかりと両目をあけた状態で自然に立つ

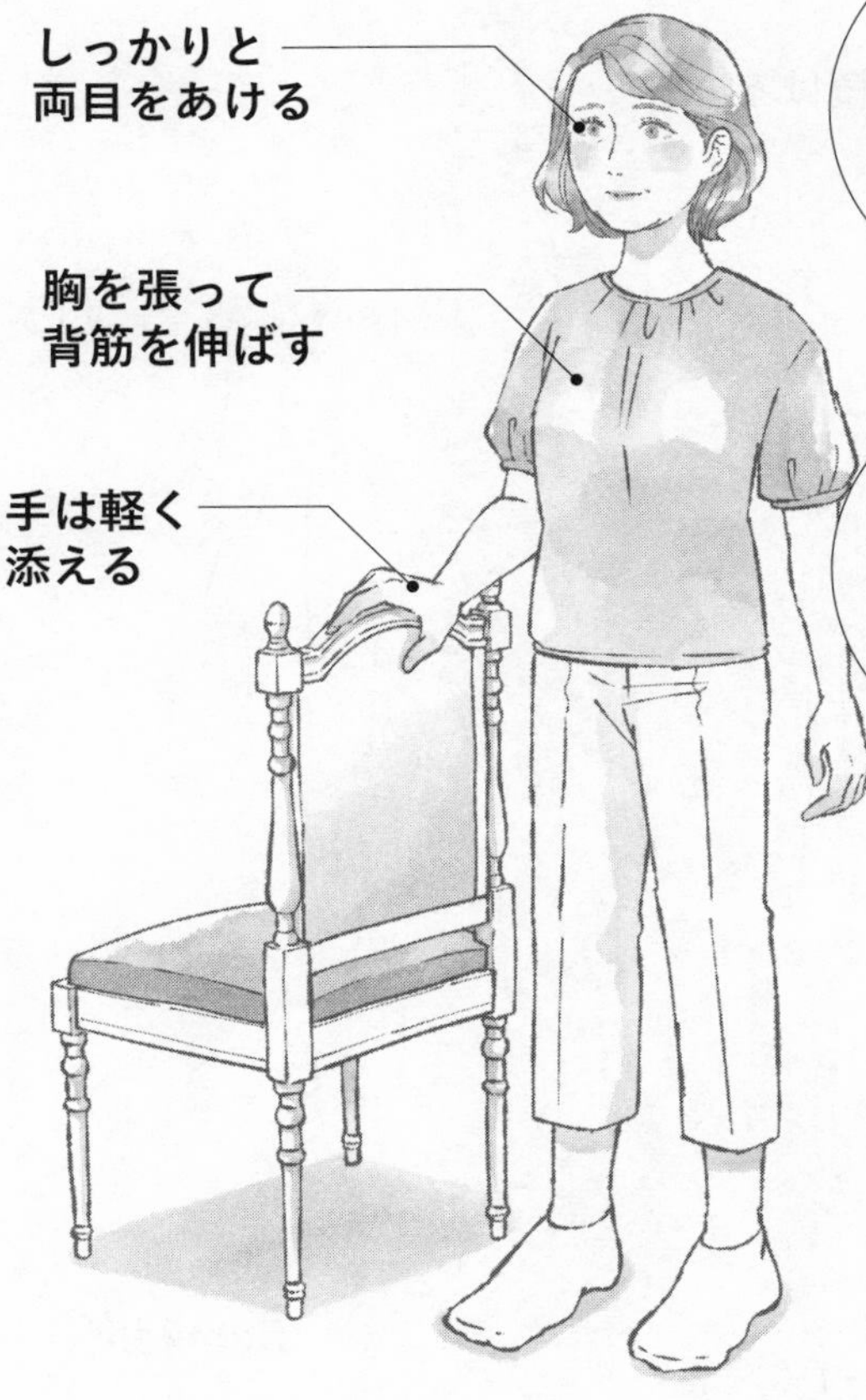

1セット

右足❶〜❷と
左足❸〜❹を
1回ずつ
（合計2分）

▼

目標

朝・昼・晩の
1日3回
（合計3セット）

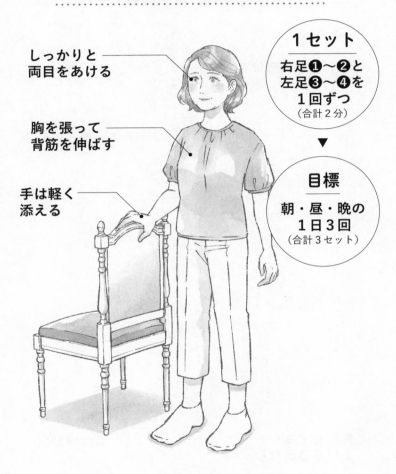

❷ 右足を床から５cm ほど浮かせ、
そのままの状態で１分間キープさせる

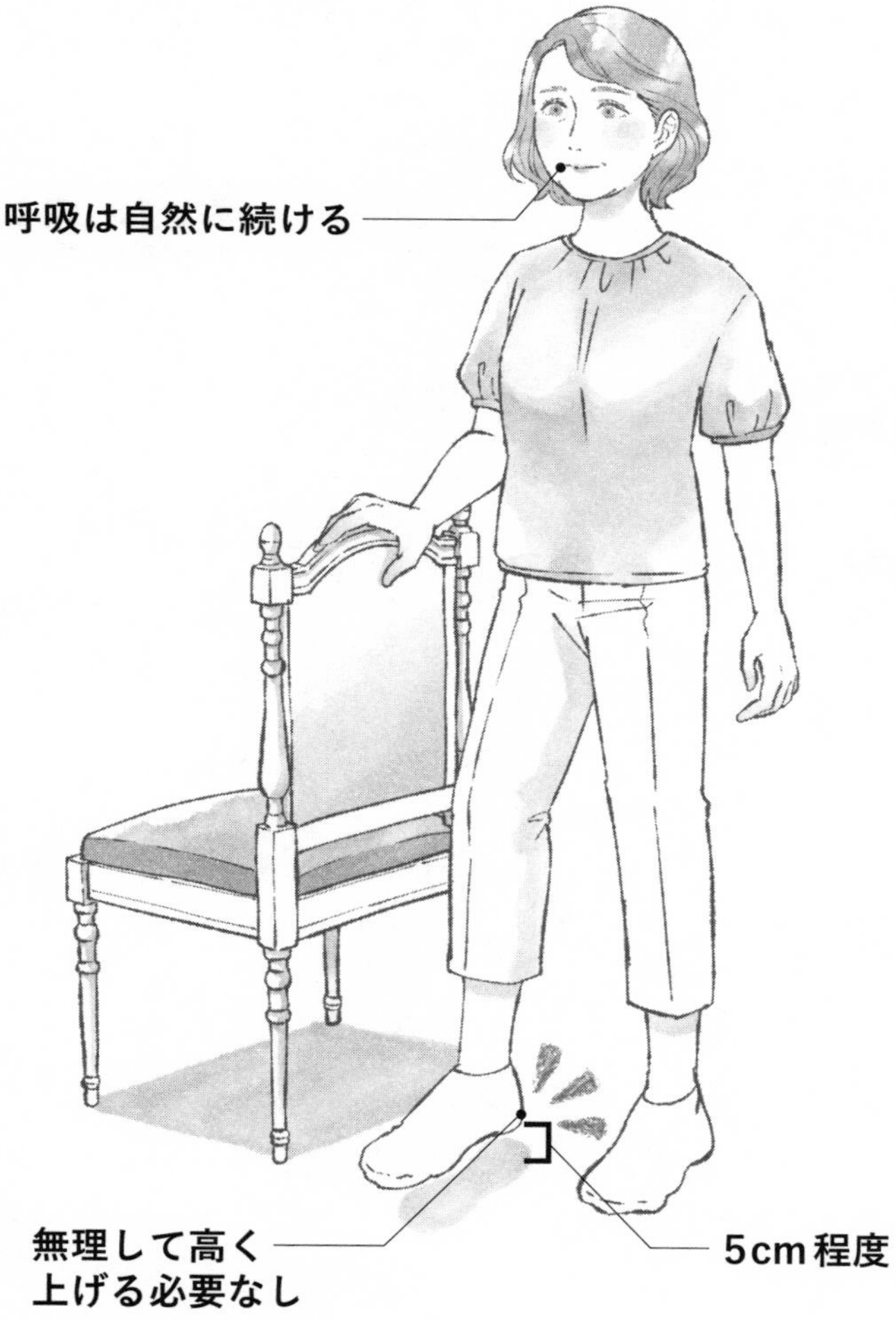
呼吸は自然に続ける
無理して高く
上げる必要なし
5cm程度

❸ 左手で椅子の背や手すりにつかまり、しっかりと両目をあけた状態で自然に立つ

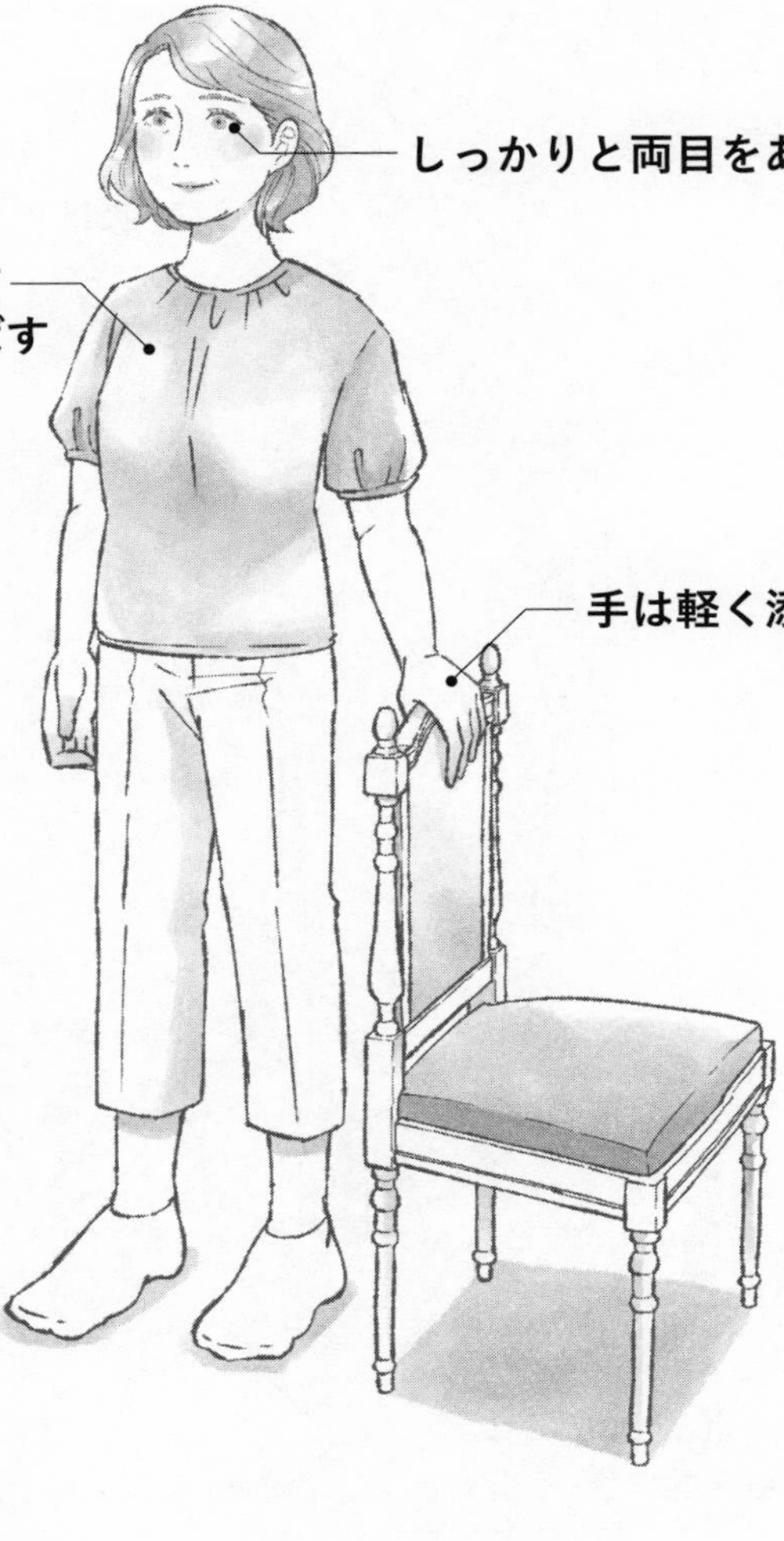

❹ 左足を床から5cmほど浮かせ、そのままの状態で1分間キープさせる

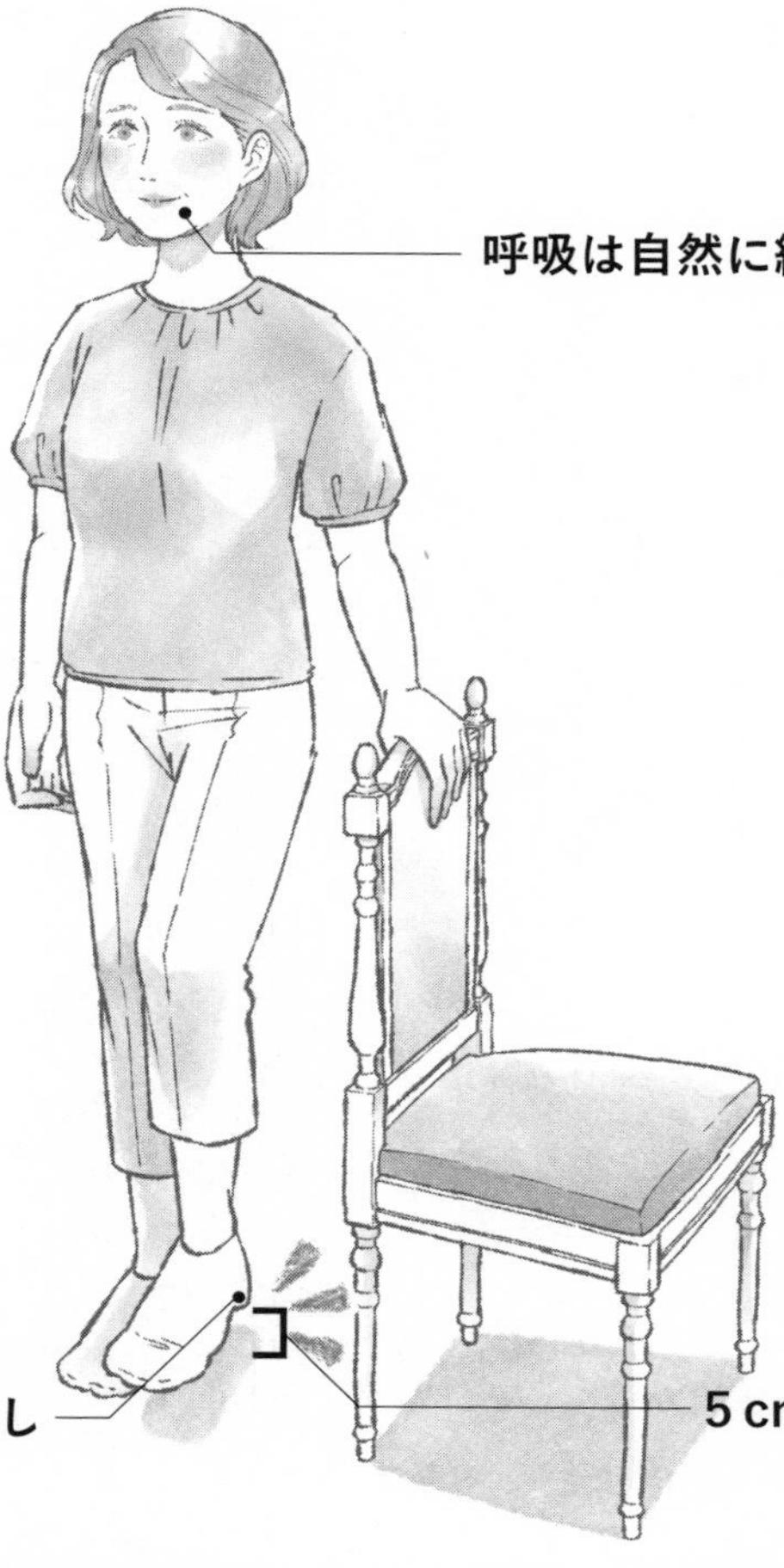

呼吸は自然に続ける
無理して高く
上げる必要なし
5cm程度

ながら運動でOK：歯磨きをしながら、電話をしながら…etc.

日常生活のなかで何を意識すべきか

いきいきウォーキング、ゆるスクワット、ゆっくり片足立ちと、3つの心臓リハビリメソッドを紹介してきました。

ただ、心臓のため、身体のため、長生きのためとわかっていても、すべてを最初から満足にこなすことは精神的にも体力的にも難しいでしょう。

心臓リハビリメソッドは一生涯にわたって続けられることにこそ意義があるので、少しずつ、少しずつ、マイペースに運動量を増やしていければ大丈夫です。

例えば、食事や仕事で席に着く前に椅子を使ってスクワットをしたり、1日3食にかこつけて食後の歯磨きと同時に片足立ちをしたり、どんなかたちでもいいので心臓リハビリメソッドを日常生活に組み込むことができれば儲けものでしょう。

ちなみに、私自身は電話しているときに、併せて心臓リハビリメソッドを行うと決めています。おかげで今では習慣化しており、毎日欠かすことなくできています。

繰り返しになりますが、大切なことは「ＦＩＴＴ（フィット）」のうちのＦ（頻度）とＴ（時間）で、まずは運動する習慣をつくることにあります。

いきなり強い運動をする必要はまったくなく、むしろ急激な負荷を与えることは心臓にも身体にも危険なのでやめてください。

仮に30代、40代くらいでまだまだ体力に自信のある人であったとしても、学生時代と同じような感覚で運動してはいけません。あなたが思っている以上に身体は衰えているものです。

ある知り合いから、こんな話を聞いたことがあります。

学生時代にバリバリの体育会系でならした過去のある40代の男性が、警報音が鳴り始めて遮断機が下りようとしている踏切を走って駆け抜けようとしたところ、線路の隙間に躓《つまず》いて豪快に転んでしまったそうです。

そして、慌てて立ち上がって線路を渡りきり、すでに下りていた遮断機をくぐろうとしたら、背負っていた(ことを忘れていた)リュックサックが遮断機に引っかかって、再び転んでしまいました。そうこうしているうちに電車が近づいてきて、けたたましく警笛を鳴らされた——そんな〝事件〟があったといいます。

その男性は後日、「すべての自信がなくなった……」と漏らしていたとのことです。いつまでも若いつもりでいると、時に危険な目にあうことを示す好例といえるでしょう。

いきいきウォーキングも、最初から「しっかり30分歩くぞ!」と意気込むのではなく、「前を歩いている人を追い抜くまでは運動療法を意識した正しいフォームで歩いてみよう」といったゲーム感覚で始めるのもいいでしょう。ただし、息切れしない範囲のうえで行うこと。この大前提を忘れてはいけません。

座っている時間が長い人ほど心臓病のリスクが増加

健康促進を促すものとして「自転車で通勤する」「なるべく階段を使う」「電車では立つことを心がける」といったことはさまざまな健康本でもいわれているかもしれませんが、心臓リハビリメソッドに置き換えてみても自転車は有酸素運動、階段は下肢の筋トレ、電車のつり革はバランス感覚と理にかなっています。

昨今はコロナの影響もあり、仕事でも、遊びでも、家で時間を過ごす人が以前よりも多くなりました。必然的にパソコンやテレビの前にいる時間も長くなっていると思いますが、**じつは座っている時間の長さと心臓病の罹患率には相関性があり、その時間が長ければ長いほど悪影響を及ぼす**とされています。

さかのぼること1953年。イギリスのモーリス博士によって、ロンドンバスをテーマにした心臓病の研究が発表されました。

ルートマスターというロンドン名物の2階建てバスでは、当時、運転手のほかに乗車券販売業務を担当する車掌が乗車していました。この2人を比較すると、心臓病の発症率、心臓病による死亡率、そのどちらも運転手のほうが高く、とくに55歳以降ではその差が顕著になっている、といったものでした。

この原因と考えられたのが座位時間の違いであり、仕事中に座りっぱなしの運転手と、バスの1階と2階を往来して歩きっぱなしの車掌とでは、その活動量の差が心臓病の発症率や死亡率にも影響していたということです。詳しくはP284の巻末資料「ロンドンバスの運転手と車掌、その心臓病発症率と死亡率」を参照ください。

運動量を確保すること。これは70年前から変わらずに提唱されています。

日常生活での動きは、どれくらいの運動負荷にあたるのか

掃除や洗濯、買い物など、日常でこまめに身体を動かす機会は多いですよね。**運動負荷の観点からは、日常の生活活動も心臓リハビリをほう助するエクササイズとして有用であり、意識的に身体を動かすことが推奨されています。**

しかし、心臓病であまり無理ができなくなった人は、ふだんの動きが「どこまでが安全なのか」といった判断がなかなか難しいでしょう。

そこで、日常生活の運動負荷を調べたものがメッツ（METs）表です。

これは静かに椅子に座った状態で消費する酸素消費量を1メッツとし、その何倍のエネルギーを消費するかで運動の強さを表したものです。すなわち、運動時間を確保するのが難しかったり、億劫だったりする場合は、そのメッツと同程度の強度となる

10分間の軽いジョギングと同じ効果がある！

・買い物で歩きまわる（20分）

・草むしりや農作業（10～15分）

・掃除機をかける（15～20分）

・子どもと遊ぶ（15分）

・重い荷物を運ぶ（10分）

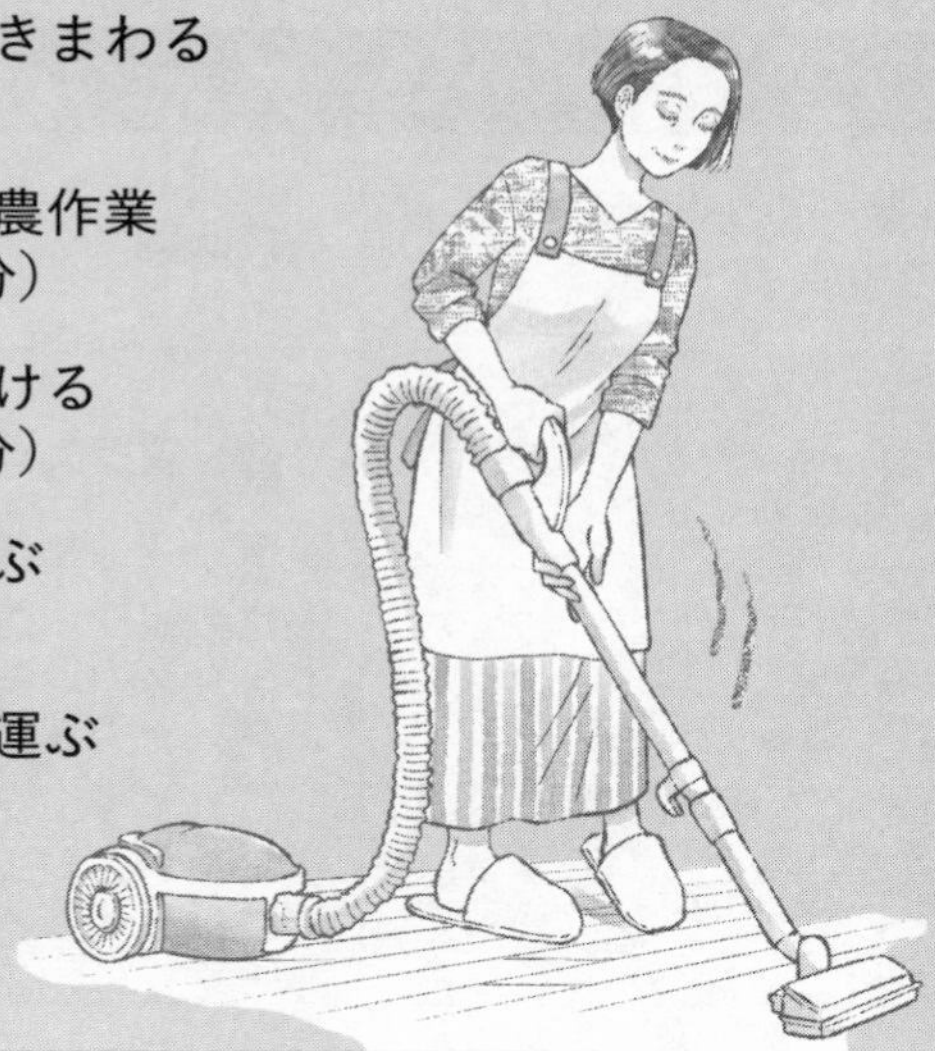

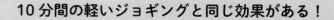

身の回りの行動や趣味で代用してもいいということです。

ただし、ペースメーカーを埋め込んでいる方は級数に応じて日常生活の活動制限もあるので、メッツ表を参考にしながら安全な範囲で身体を動かしましょう。その際、「どの段階のメッツまで運動や日常生活活動をしてもいいのか」……これは患者さんの状態によって異なりますので、主治医によく伺ってみてください。

	運動	仕事
	かなりゆっくりとした歩行 (1.6km/hr)	事務仕事
	ゆっくりとした平地歩行 (3.2km/hr) (2 階までゆっくり上る)	守衛・管理人、楽器の演奏
	少し遠い歩行 (4.8km/hr) (2 階まで上る)	機械の組立、溶接作業、 トラックの運転、 タクシーの運転
	速歩き（5.6km/hr）	ペンキ工、石工職、壁紙貼り、 軽い大工仕事
	すごく速く歩く（6.5km/hr）	大工、農作業
	ジョギング（8.0km/hr）	

私たちの日常の生活活動が安静時の何倍に相当するかを示した表です。安静時（横になったり、座ったりしている状態）が１メッツになっています。

私たちの日常の生活活動は
どれくらいの負荷になっているか？

	身の回りの行動	趣味
1~2	食事、洗面、裁縫、編み物、自動車の運転	ラジオ、テレビ、読書、トランプ、囲碁、将棋
2~3	乗り物に立って乗る、調理、小物の洗濯、モップで床拭き	ボウリング、盆栽の手入れ、ゴルフ（電気カート使用）
3~4	シャワー、10kg の荷物を背負って歩く、炊事一般、布団を敷く、窓ふき、膝をついての床拭き	ラジオ体操、釣り、バドミントン（非競技）、ゴルフ（バッグを持たずに）
4~5	10kg の荷物を抱えて歩く、軽い草むしり、立て膝での床拭き、夫婦生活、入浴	陶芸、ダンス、卓球、テニス、キャッチボール、ゴルフ（セルフ）
5~6	10kg の荷物を片手に下げて歩く、シャベルで掘る（軽い土）	渓流釣り、アイススケート
6~7	シャベルで掘る、雪かき	フォークダンス、スキーツアー（4.0km/hr）
7~8		水泳、登山、スキー、スポーツクラブのエアロビクス
8~	階段を連続して10 階以上、上る	なわとび、各種スポーツ競技

第3章

100歳まで元気な心臓でいるための習慣

規則正しい生活でストレスフリーを目指す

心臓から送り出された血液が全身を一周し、再び心臓に戻ってくるまでの時間はどれぐらいでしょうか。

①　3秒
②　30秒
③　3分

正解は「30秒」。正確には30秒から1分で戻ってきます。

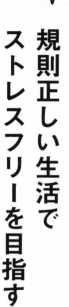

人間の体には、毛細血管まで含めるとおよそ10万km、なんと地球2周半もの血管が張り巡らされています。

心臓は、よくポンプにたとえられます。でも、あんなに小さい「ポンプ」が、地球2周半もの距離に30秒ほどで血液を送って戻すなんて、すごいことですよね。それを休むことなく、死ぬまで続けるのです。

みなさんも当たり前のこととして、なんとなく理解しているとは思いますが、心臓が止まると人は死んでしまいます。

心臓はすべての生命の源であるとともに、**その命を終えるまで一度も取り換えることのできない消耗品でもあるのです**。

例えば、何かコレクションのような趣味がある人は、それを大事に丁寧に扱ったり、定期的にメンテナンスをしたりすることでしょう。

心臓リハビリは、日々休むことなく働いている大切な心臓のケアであり、自分自身を無駄に消耗させない、長生きするために欠かせない行為でもあるのです。

ストレスを溜め込むと負のスパイラルに陥る

食事、飲酒、入浴、運動、薬の服用など、心臓に負荷をかける要素はいくつもあります。なかでも代表的なものが「ストレス」です。

身のまわりの状況の急激な変化によって生じる突発的なストレスや、不安や悩みを抱え込んでしまったことによって蓄積される過度のストレス。いずれも、心臓にとっていいことは何ひとつありません。

詳しくはP210で触れますが、ストレスが心疾患の引き金となり、重篤な症状をもたらすこともあります。よって、ふだんからストレスを強く感じない生活を送るようにすることが大切です。

ストレスとは、寒冷・外傷・精神的ショックなどによって起こる精神的緊張や、生

私たちのまわりには、こんなストレスがある

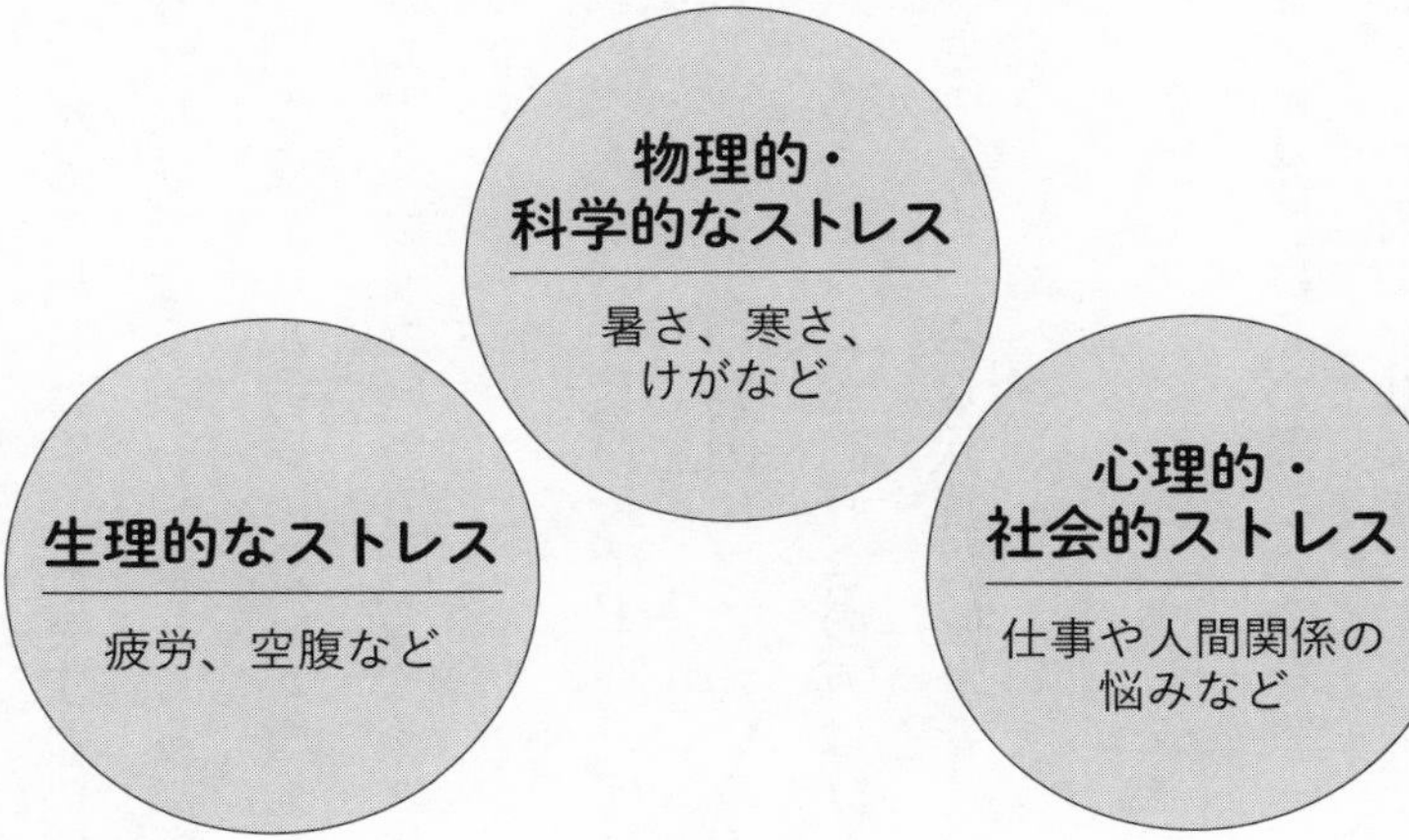

体内の非特異的な防衛反応のことです。暑さや寒さ、けが、人間関係の悩み、将来への不安、疲労、空腹などがおもな要因となり、これらを「ストレッサー」と呼びます。**悪いことだけでなく、よいことでもストレッサーになり得る点も忘れてはいけません。**結婚式のスピーチを頼まれたときの緊張や、宝くじを当てたときの興奮がストレッサーとなり、ストレスを生むこともあります。

人間の心や体に強いストレスがかかると、自律神経のバランスが乱れ、交感神経の働きが活発になります。この一連の流れが心臓への負荷を強め、ひどくなると不整脈を起こし

たり、最悪の場合は突然死をまねいたりします。

心臓だけでなく、いたるところに悪影響を及ぼすのが強いストレスの怖いところです。副腎皮質ホルモンの分泌が増加し、動脈硬化を促したり、免疫力を下げて感染症にかかりやすくなったり、胃や十二指腸に潰瘍ができやすくなったりと、悪いことずくめです。

そして、強いストレスは不眠をはじめとする生活習慣の悪化を助長し、それが新たなストレスを生む要因になるという、悪循環を引き起こします。喫煙者の方はタバコの量が増えたり、お酒好きの方は飲みすぎてしまったり……。

もちろん、そんな状況に陥りたくはないですよね。

ものすごくシンプルな話ですが、ストレスを強く感じないようにするためには、ストレスを受けにくい環境に身を置き、なるべくストレスがかからないような行動をとることが必要になります。

世の中には、ストレスから逃れるために、引越しや転職などの思いきった行動に出る人もいるといいます。

さすがに誰もが同じことをできるものではないでしょうが、耐えられないくらいのストレス生活を強いられているようなら、環境を一変させることを一考してみてもいいかもしれません。

「無理をしない」と「マイペース」が基本の「キ」

先にお断りしておくと、ストレスをゼロにすることはできません。私たちの日常生活はストレスだらけ。

P98〜99にストレスとなるものを列挙してみました。どうでしょうか。避けて通ることは不可能ですね。

よって、次のようにお考えください。

「ストレスをゼロにはできないので、できるだけ減らすことを心がけよう」
「ストレスとうまく付き合って、悪循環に陥らないようにしよう」
無理をせず、マイペースで――これがキーワードになります。

規則正しい生活を送ること。これが基本にして最大のストレス解消法です。

じゅうぶんな睡眠。栄養バランスのとれた三度の食事。適度な運動（ウォーキング）。

何かと忙しい日常でこれを維持するのは難しいかもしれませんが、まずはこの**基本中の基本**を意識するようにしてください。

さらに、**良好な人間関係を築くことも大切**です。家族、パートナー、友人、会社の同僚や上司などの身近な人たちと、しっかりコミュニケーションをとるようにしましょう。

その際、相手がストレスに感じるような言動や行動を控えることが重要です。アンガーマネジメントを意識し、心にゆとりを持って相手と接したいものです。**人間関係**

が良くなると自律神経のバランスが整い、心臓に負荷がかかりにくくなります。

そのうえで、趣味に興じたり、旅行に出掛けたり、カラオケで大声を出したり、ご自身が楽しいと感じることに取り組んで、心身ともにリラックスさせてあげましょう。

そのようにしていけば、おのずと心と体にかかるストレスは軽減されていくはずです。

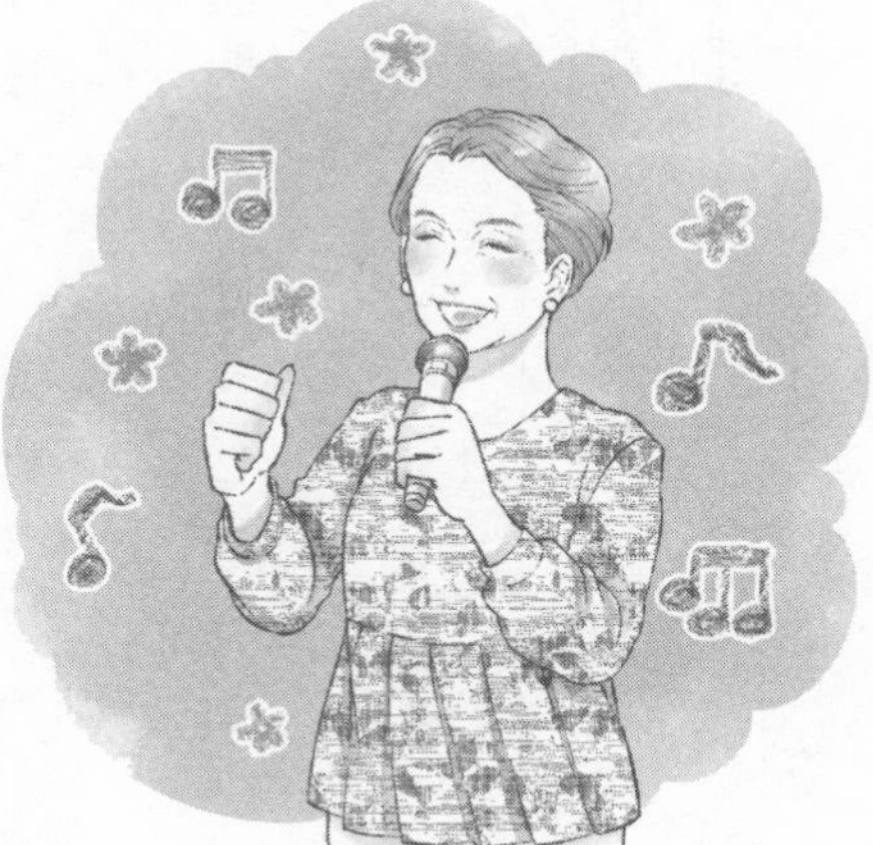

ストレスを減らす、
自分なりの方法を見つけよう

家族（ペット）や大切な人の死	離婚・別居	結婚
妊娠・出産	子育て	家事
夫婦生活	引っ越し	孤独
自然災害	騒音・振動・照明	タバコなど臭い
スマホの通知音	台風（低気圧）	昼と夜の寒暖差
衣替え	混雑（満員電車など）	空腹
睡眠不足・不眠	病気・けが	病院
家族の病気・介護	自分の病気への不安	薬の服用

私たちの日常生活でストレスの要因となるもの

運動不足	加齢にともなう体の変化	仕事
就職・転職	失業・退職	昇進
過重労働・低賃金	家計・お金の不安	金銭トラブル
ギャンブル	職場の人間関係	近所づき合い
飲み会	SNS	意見の不一致
メールの返信	他人の言動や行動	自動車の運転
ゲーム	宗教	将来への不安
行政手続き（年金など）	テレビのニュース	政治・経済
科学技術の進歩（便利化）	機械トラブル	パソコンやスマホの光

寒暖差の変化も心臓に大きなダメージに

大きな寒暖差も、心臓にとって重い負担となります。なかでも気温と室温の差が大きくなりやすい夏や冬は、心臓が悲鳴を上げやすい「要注意」の季節です。温暖化の影響により、真夏の暑さは年々厳しくなっています。あまりにも暑そうな場合は外出を避けるのがいちばんですが、やむを得ず外出する場合は、日傘や帽子で日差しを和らげましょう。

一方で、デパートやスーパーマーケット、レストランといった施設では、冷房が強めにかかっている場合があります。体が冷えすぎたときのために、薄手のカーディガンなどを持ち歩いていると安心です。

また、夏場はたくさん汗をかくため、脱水が起こりやすくなります。**脱水症状も、心臓に負担を与える要素のひとつ**です。

暑さを感じると体内の熱を発散させるために血管が拡張↓血圧が低下↓発汗により水分が不足して血液の濃度（粘度）が上昇↓血管が詰まりやすくなり、心筋梗塞のリスクが上昇。これがそのメカニズムです。

たとえ喉が渇いていなかったとしても、意識して、多めに水分をとるよう心掛けましょう。

ただし、ただ単に水分をとればいいというものではありません。気をつけたいのはビールです。夏場はビールがおいしい季節で。ついグイグイと何杯も飲んでしまいますよね。

でも、じつはこれ、期待するほどの水分補給にはなっていません。**アルコールには利尿作用があるため、繰り返しトイレに行くことで、逆に水分を体の外に出すことになってしまう**のです。

ビールをはじめ、夏場にお酒を飲む際は、同量の水を一緒に飲みながら楽しみましょう。

冬はほかの季節よりも心臓のことを気にかけよう

冬に気をつけたいのは、「家の中での寒暖差」です。暖かいリビングから、寒い浴室へと移動し、温かいお湯につかったときに起こりやすいヒートショックは、みなさんもご存じでしょう。これについてはP174で詳しくご説明します。

意外に盲点となるのはトイレ。やはりとても寒く、リビングとの寒暖差で心臓の発作を誘発しやすくなります。使わないときでも、こまめにトイレのドアを開け、気温差を和らげておくのもひとつの方法です。

そして、**冬は夏よりも急性心筋梗塞の発症率が高まる最も危険なシーズン**。その理由は、心筋仕事量の増加や冠血流の低下、呼吸器感染にともなう心筋虚血の増悪《ぞうあく》などが、寒さにさらされることで起こる血圧上昇によって強く誘発されるからです。

巻末にて、夏期と比較した心筋梗塞発症の増加率をグラフにしています（詳しくはP285の巻末資料「冬は心筋梗塞の発症率が高まる危険な季節！」を参照ください）。このグラフからも、北半球は1月を中心に冬は急性心筋梗塞に注意すべき季節であることが一目瞭然です。また、急性心筋梗塞に限らず、虚血性心疾患による死亡や心筋梗塞の発症、病院外での心停止、冠動脈疾患による突然死など、冬は多くの心臓に対するリスクを増加させる傾向にあるので、いつも以上に心臓のことを気にかけた生活を心がけましょう。

あなたのその食事が心臓をいじめている

食事は、心臓や血管、血圧に、とても大きな影響を与えます。

私自身、塩分を減らした食事を心掛けるなかで健康診断を受けたところ、いつもは110前後あった最高血圧が96にまで下がっていて、かえって看護師さんに心配されたことがあります。短期間の食事でここまで影響が出るのですから、長い期間で築き上げられた食生活習慣が心臓にどれほどの影響を与えているのかは、推して知るべしでしょう。

さて、あなたの食生活は、知らず知らずのうちに、自身の心臓をいじめてはいないか、次ページのリストでチェックしてください。

こんな食生活をしていませんか？
□ 揚げ物や炒め物など脂っこい料理をよく食べる
□ 食欲が抑えられず、後悔するほど食べすぎてしまう
□ ソーセージやベーコンなど食肉加工品をよく食べる
□ かまぼこやちくわなど魚肉加工品をよく食べる
□ 大豆食品（豆腐、納豆、油揚げ、豆乳など）をあまり食べない
□ スイーツや菓子パン、スナック菓子をよく食べる
□ 白米のお供に漬物や佃煮、ふりかけなどが欠かせない
□ お酒を飲んだあとに締めのラーメンを食べてしまう
□ 夕食が寝る直前だったり、夜食を食べたりしてしまう
□ 昼食はおにぎりやパン、麺類だけで済ませることが多い
□ きのこや海藻、こんにゃくをあまり食べない
□ 食事はあまり噛まずに食べている（早食い）
□ 毎日のようにお酒やジュースを飲んでいる
□ テレビやスマホを見ながら食事している
□ 食事のたびにみそ汁やスープを飲む
□ 野菜やフルーツはあまり食べない
□ 料理は味付けが濃いほうが好き
□ 自炊よりも外食の頻度が高い
□ 朝食を食べないことが多い

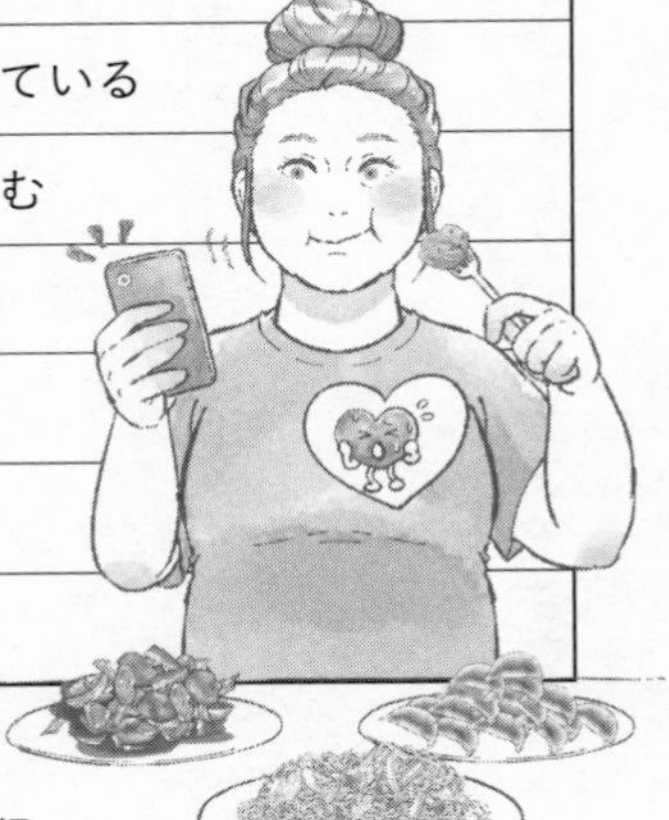

「辛い調味料」がもたらす意外な効果

チェックリストの結果はいかがだったでしょうか。

何気なく身についていた食生活の習慣が、知らず知らずのうちに心臓の負担になっていたことに驚いた人も多いことでしょう。

例えば、早食い。

忙しい業種で働いていると「早食いは芸のうち」とほめられることもあるようですが、健康への影響を考えると、決していいこととはいえません。

よく噛むとインスリン（血糖を調整するホルモン）の分泌量が増え、食後の血糖値が上がりにくくなります。

私はふだん、ラー油や唐辛子をあえて多めに使い、食事を辛くして、早食いできないようにしています。

「ラー油や唐辛子を大量に使うのは健康にいいのか」と疑問を持つ人もいるかもしれませんが、これがいいことずくめなのです。

唐辛子をはじめとした香辛料に含まれるカプサイシンには、誤嚥を減らす効果があります。**食事がゆっくりになることで血糖が上がりづらくなるだけでなく、誤嚥による炎症や病気をも予防することができるの**です。

辛い調味料はなんとなく、心臓に負担がかかりそうなイメージがあるからか、心疾患を持つ患者さんは敬遠する傾向にありますが、医師としてはぜひおすすめしたいと考えます。

なお、ラー油や唐辛子だけでなく、胡椒や山椒といった調味料でも、同じような効果が期待できます。お好みに合わせて試してみてください。

「行儀がいい」より「健康にいい」を優先！

「行儀がいい食べ方」と「健康にいい食べ方」が必ずしも両立しないのも、もどかしいところです。医師としてはやはり、「健康にいい食べ方」をおすすめします。

まずおかずをひと口食べ、次にごはんをひと口食べ、汁物をひと口飲み、またおかずを食べ……という「三角食べ」をしなさい、と子どものころにしつけられた人は多いでしょう。

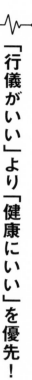

たしかに見た目はきれいで行儀いいのですが、こと「健康」に焦点をあてるとするならば、より効率的な食べ方があります。

最初に、葉物野菜をすべて食べきってしまうのです。

野菜に含まれている食物繊維をとると、腸にあるGLP－1というホルモンが分泌されます。このGLP－1は胃の動きをゆっくりにしたり、インスリンの分泌を促して血糖値を下げたりするだけでなく、脳の中枢神経に働いて食欲を抑制します。これによって食後の血糖値が上がりにくくなり、やはり心臓への負担が和らぐことになります。

また、「食事は残さず食べなさい」としつけられた人も多いかもしれません。ただ**医師として、私は肉の脂身や皮は残すことをおすすめします**。

脂身や皮には、脂質が多く含まれます。糖質やたんぱく質に含まれるカロリーは、1グラムあたり4キロカロリーですが、脂質に含まれるカロリーは1グラムあたり9キロカロリー。なんと2倍以上のカロリーがあるのです。

カロリーを摂りすぎると、肥満につながります。肥満になると、心臓や血管への負担が大きくなります。そのため、肉を食べるなら、脂身や皮は残すのがベターです。

自分の健康のために、「行儀がいい食べ方」よりも「健康にいい食べ方」を心掛けてみましょう。

「おいしい！」でも、そのひと口が毒になる

ひとり暮らしの方のなかには、「食事は外食中心」という方も多いのではないでしょうか。結婚していたとしても、共働きで忙しいとつい、外食が多めになってしまうこともあるでしょう。

大前提として申し上げておくと、「外食がすべて悪」というわけではありません。私も、週に1～2回は、チェーン店で定食を食べたり、おそばを食べたりすることがあります。

ただし、あくまでも「週に1～2回」にとどめています。

外食のメニューは、高カロリーかつ高脂肪のものが多く、必然的に肥満のリスクを高めます。

外食でNGな食べ物10選

❶ ラーメン
❷ チャーハン
❸ オムライス
❹ 丼物（カツ丼、牛丼など）
❺ そば
❻ 和定食
❼ 天ぷら
❽ ハンバーガー、ピザ、パスタ
❾ お菓子・スイーツ
❿ 清涼飲料水（ジュース類）

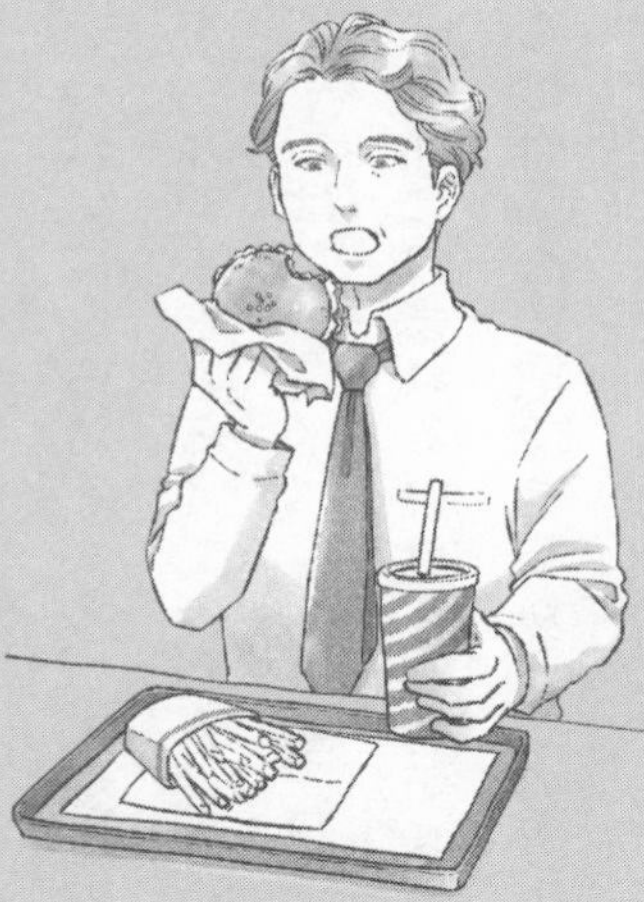

加えて、食べた瞬間に「おいしい」と感じさせるべく、総じて外食のメニューは味つけが濃いめになっています。つまりは**塩分が多いということですから、心臓や血管にも負担がかかります**。

ここで、できれば週2回以上の飲食は控えたい「外食でNGな食べ物」を10種類ほど挙げていきます。

「健康によさげな謳い文句」に騙されないように

いかがだったでしょうか。もしかしたら、週2回以上どころか「1週間をまるまる、NGメニューでローテーションしている」「1日2回食べることもある」という方もいるかもしれませんね。

ラーメンやチャーハン、丼物、オムライスといったメニューは、単品でじゅうぶんにお腹いっぱいになることから、栄養素が炭水化物（糖質）に偏りやすくなります。

和食をヘルシーととらえている方は多いですが、全く問題がないわけではありません。そばやごはん（白米）、煮物に使われる調味料などにはたくさんの糖質が含まれ、漬物や味噌汁に含まれる塩分も過剰気味です。

「天ぷらは野菜も摂取できるから、外食のなかでも健康的だろう」と考える人もいますが、残念ながらそうともいえません。天ぷらはいわば「油の塊」です。野菜から得られる栄養素以上に、油による脂質の影響を色濃く受けます。

洋食にいたっては、いずれのメニューも高カロリー、高脂肪の傾向にあり、塩分も多く含まれています。そのうえ、ハンバーガーやピザ、パスタなどの洋食でよく使われるベーコンには、リンというミネラルが多く含まれています。リンは体内環境を整える重要な役割を果たす成分ですが、摂取しすぎると、動脈硬化の原因となるおそれもあります。

お菓子やスイーツも、食べなくて済むのであれば、食べないに越したことはないといえます。なかには「健康にいい成分が含まれている」と謳っているお菓子もありますが、それと同じかそれ以上に、糖分やリンが含まれている場合があります。「いい部分」にばかり目が行き、いかにも健康に近づいているような感覚を持つかもしれませんが、必ずしもそうとはいえないのです。なかでもコーラをはじめとする清涼飲料水（ジュース類）の糖分の高さはみなさんもご存じでしょう。

もしも現状の食習慣に危機感を覚えたのでしたら、次項で紹介する食事療法をぜひ試してみてください。食習慣の改善を図ることが、心臓をいたわることになり、ひいては健康に長生きすることへとつながっていきます。

肥満は大敵！　食事を変えれば人生が変わる

前項までで食事と健康の切っても切れない関係について触れましたが、ここではさらに掘り下げて食事の重要性を説いていきます。

とくにお伝えしたいのは、肥満気味の方に対してです。**肥満は糖尿病、高血圧、心筋梗塞などの生活習慣病をもたらす〝万病のもと〟**。わが国で肥満の基準とされるBMI25超の方は、食生活の改善（＝食事療法）に努めてください。

次ページに食事療法が大切な8つの理由を紹介します。

なんと、これだけの理由があるのです。**これは裏を返すと、食事療法を怠れば、健康寿命をどんどん縮めていくことを意味します。**

食事療法が大切な８つの理由

❶ ヒトのからだは食べたものでできているから

❷ 心不全の第１ステージとされる高血圧や糖尿病の予防には食事の見直しが必須だから

❸ 食べる内容や量は自分自身で決定できるほぼ唯一のものであるから

❹ 毎日欠かせない食事だからこそ気を使う必要があるから

❺ 必要摂取カロリーと必要食事バランスをとることが、運動療法を行う前提にあるから

❻ 食事と運動のバランスが崩れて起きるサルコペニア（加齢により筋肉量が減少および筋力が低下した状態）、フレイル（心身の活力が衰えた状態）が寿命を決定するから

❼ 自分の食事内容を記録することで客観的な気づきを得られるから

❽ 高たんぱく、低たんぱく、減塩、など調整食品の進歩が著しく、以前より食事療法が楽に行えるようになってきたから

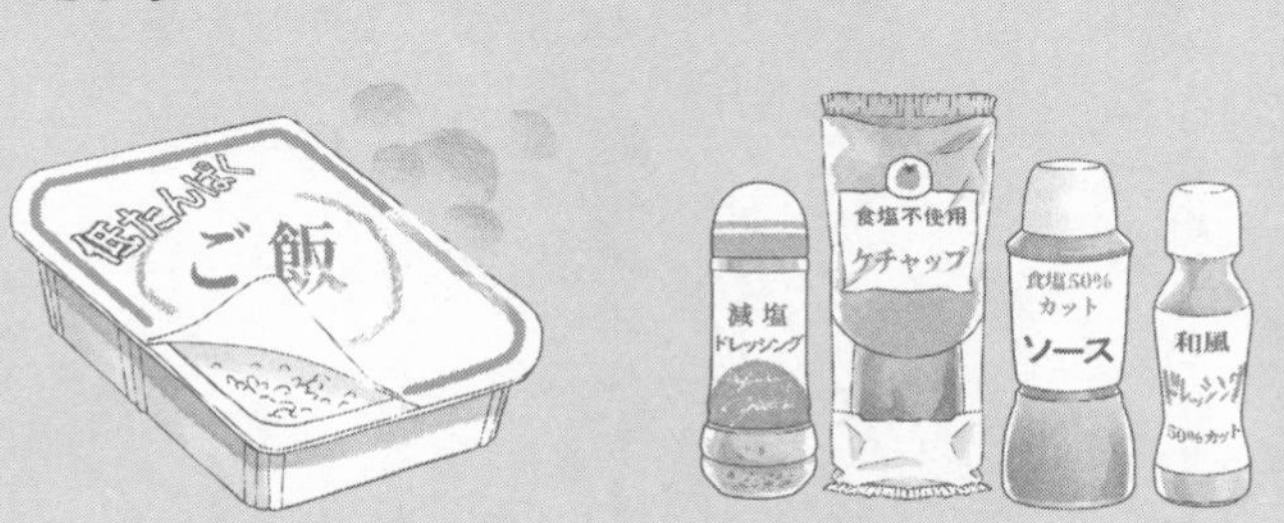

標準体重と適正エネルギーの摂取を心がけよう

では、具体的に何をすればいいいか。

真っ先に、ふだんの食事内容を見直し、摂取するエネルギー（＝カロリー）を減らすことを意識した食生活を心がけましょう。

人間には、適正体重を維持するために摂取すべき、1日あたりの「適正エネルギー」というものがあります。これよりも多くエネルギーを摂取すれば太り、少なければやせていくわけです。当然、肥満気味の方は日々摂取するエネルギーをセーブしていかなければなりません。

適正エネルギーの算出方法はP118上の枠内のとおりです。

この基準をオーバーしている方は要注意です。摂取するエネルギーを抑える努力をして、体重を標準値に近づけるようにしてください。肥満が是正されれば、血圧が下がり、血糖や血清脂質も正常にコントロールされるようになります。

「BMIが30近くになり、これ以上太ったらまずいと思って、ダイエットに励みました。1年かけて、BMIを22にまで落としました。すると、血圧、血糖、コレステロール、中性脂肪、尿酸、γ-GTPなどの数値が、どれもこれも正常値になったんです。健康診断のときにメタボの判定も出なくなりました。無理せずにゆるやかにやせたのがよかったのか、リバウンドもありません。この先ずっと、今の体型をキープしたいですね」

これは、とある50代男性の患者さんの話。肥満を解消して健康体になることができた理想的な例です。ご自身の体型を気にされている方は、この男性のようなパターンを目指しましょう。

適正エネルギーの算出方法

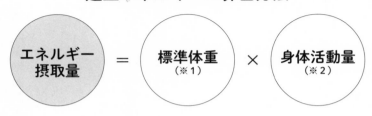

エネルギー摂取量 ＝ 標準体重（※1） × 身体活動量（※2）

※1 標準体重（kg）＝身長（m）×身長（m）× 22（BMI 値）

※2 身体活動量の目安…デスクワーク主体の人＝ 25 ～ 30kcal/kg
立ち仕事が多い人 ＝ 30 ～ 35kcal/kg
力仕事が多い人 ＝ 35 ～ 40kcal/kg

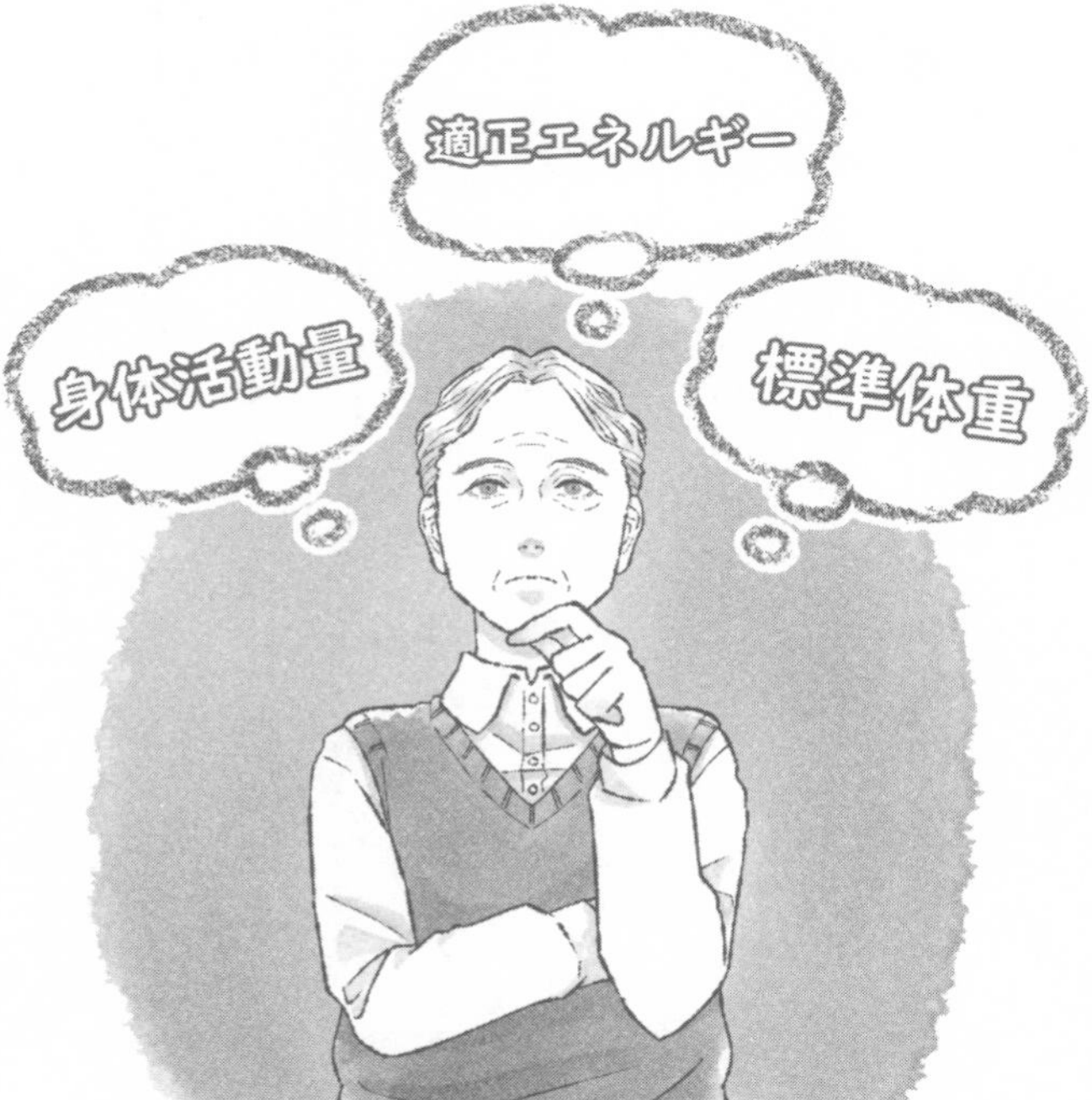

ジャンクフードは不健康のかたまり

適正エネルギーと同時に、摂取する「糖質」「脂質」「塩分」にも気を配りましょう。
糖質は、炭水化物に多く含まれます。ごはん、パン、麺類などは糖質の宝庫です。菓子パンにいたっては、ただでさえ糖質の高いパンに砂糖を加えている状態なので、できるだけ控えるようにしてください。

糖質の多い食事を続けていると、血糖値が高くなり、動脈硬化につながります。そして最終的に、脳梗塞や心筋梗塞といった重篤な血管病を発症してしまいます。

脂質は、揚げ物、スイーツ、スナック菓子、アイスクリームなどに多く含まれます。
とくに注意したいのは、体に悪影響を与えるトランス脂肪酸や飽和脂肪酸が含まれる、マーガリンやショートニングなど。**これらを多く摂取すると、心臓疾患などのリスク**

を高めます。

塩分は、麺類のスープや漬物などに多く含まれます。**塩分をふだんから大量に摂取していると、高血圧になったり、心臓病を引き起こしたりと、いいことは何ひとつとしてありません**。日本人の1日の平均塩分摂取量は10～11gですが、心臓病をケアするためには、これを6g未満に抑えることが推奨されています。

塩分過多の食生活になっている自覚のある方は、すぐに改善に努めてください。

正しい食事療法を実践し、後述する運動療法とうまく組み合わせれば、健康寿命をしっかりと延ばしていくことができます。

やらない手はない。

これがファイナルアンサーです。

食事療法を成功させる３つの秘訣

１日３食＋間食の内容をしっかり記録

食事内容の自己管理を上手に行うと、○○が多い、△△が少ないなど、客観的な判断ができるようになり、次の食事に活かすことができます。スマホのカメラ機能を活用しましょう。

起床後と就寝前に体組成計に乗って測定

毎日、同じ時間に体重と体脂肪率を記録するくせをつけてください。同時に血圧も測定すれば万全です。これを見返すことにより、「食べ方の是非」がわかります。成果が表れない場合は、改善点を探しましょう。

急激な減量はしない

肥満解消は大歓迎ですが、大切なのは着実に行うこと。急激な減量はリバウンドを引き起こしやすいです。１カ月に１〜２kgを目安にして、じっくりと体重を落としていきましょう。

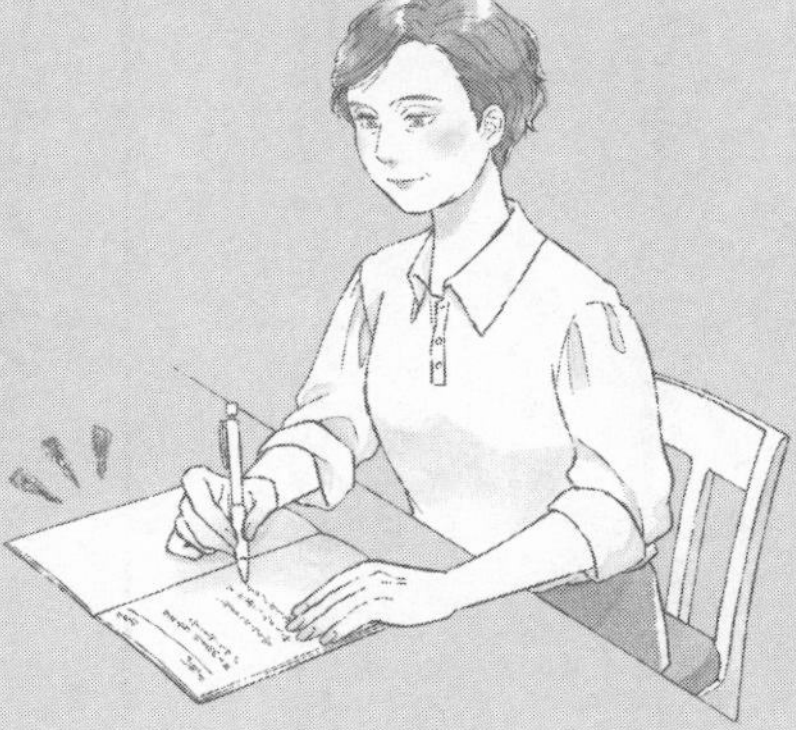

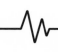

絶対に覚えておきたい！心臓にいい食べ物、心臓にいい食べ方

食事療法の大切さをご理解いただけたところで、次は具体的にどんなものを食べればいいかに言及していきましょう。

心臓病対策という観点を最優先にするならば、**もっともおすすめなのは「食物繊維が豊富な食品」**です。

食物繊維を豊富にとると、腸内で便のかさを増す役割を果たし、排便を促してくれるだけでなく、糖質の抑制、コレステロールや中性脂肪の減少にもひと役買ってくれます。食物繊維が豊富な食品はお腹がふくれやすくなるという特徴があり、満腹感を得やすいというのも大きなメリットです。

その結果、肥満の解消につながり、糖尿病や脂質異常症の予防に効果を発揮します。

ほかでは、**DHA（ドコサヘキサエン酸）やEPA（エイコサペンタエン酸）といった不飽和脂肪酸が多く含まれた食品もおすすめです。**

DHAには、LDL（悪玉）コレステロールを低下させる働きがあり、動脈硬化や高血圧の予防に役立ちます。

また、EPAにDHAと同様の効果に加え、血栓の発症予防、中性脂肪の低減といった働きにも期待できます。

食材にもこだわりを！　これが毎日食べたい心臓リハビリフード

以上を踏まえ、「毎日食べたい心臓リハビリフードトップ5」を紹介していきます。

みなさんは、これから紹介する食品を、ふだんどれだけとっているでしょうか？

最初にお断りしておくと、これは満場一致の「ベスト5」ではなく、あくまで個人的な「トップ5」ということ。ちょっと歯切れが悪くなってしまうのは、「これを食べれば心臓にいい、長生きできる」という確固とした論文がないからです。うかつに「ベスト」と断言することはできません。

でも、体にいいことは明らかで、心臓リハビリにも有効と考えられる食材を挙げることならできます。ここで紹介するのは、その代表的なものとお考えください。

①ネバネバ食品

オクラ、モロヘイヤ、アシタバ、ジュンサイ、ツルムラサキなどの**ネバネバ野菜は、水に溶けやすい水溶性食物繊維が豊富で、食後の血糖値の上昇を抑えてくれます**。また、食材独自のねばり気によって胃腸内をゆっくり移動するので、**空腹感を得にくくなり、食べすぎを防ぐというメリットもあります**。ただし、サトイモやヤマイモなどのイモ類は、糖質を多く含むので注意してください。

野菜以外では、大豆製品の納豆、ナメコやキクラゲなどのキノコ類、モズクやメカブなどの海藻類も、おすすめできるネバネバ食品の一員です。野菜と同じ効果に期待できます。

②青魚

サバやイワシに代表される青魚には、EPAやDHAが多く含まれます。効果については、先ほど説明したとおり。**動脈硬化や高血圧を予防し、中性脂肪の上昇も抑えてくれる**ので、積極的に食べるようにしましょう。

③豚赤身肉

ビタミンB_1は、血液中の糖をエネルギーに変換する際に必要なビタミンです。すなわち、血糖値の上昇を抑える効果があります。肥満予防、疲労軽減のためにも、多く摂取することを心がけましょう。

ビタミンB1を多く含む食品の代表格は、豚赤身肉です。なかでもヒレ肉は脂肪が少なく、カロリーを抑えることができるので、とくにおすすめ。ビタミンB1の吸収率を上げる「硫化アリル」という成分を多く含んだ、タマネギ、ニンニク、ニラなどの野菜と一緒に食べると効果的です。

④ナッツ類

アーモンドをはじめとするナッツ類は、カロリーが高い一方、塩分の排出を促し、血圧を下げる効果のあるカリウム、ナトリウム、マグネシウムといったミネラルを多く含みます。


過剰摂取は厳禁ですが、適度に毎日食べることが、確実に健康増進につながるのです。

また、カリウムを多く含む食品としてアボカドや納豆など、カルシウムを多く含む食品として牛乳やイワシなど、マグネシウムを多く含む食品として豆腐や青のりなどが挙げられます。
ナッツ類だけでなく、大豆製品、乳製品、青魚、海藻類といった面々も、まさに頼れる味方です。

⑤お酢と緑茶

お酢の酸味のもとである酢酸、緑茶に含まれる渋み成分のカテキンには、糖質をブドウ糖に分解する酵素の働きを弱め、血糖値の上昇を抑える効果があることがわかっています。

お酢には高い血圧を下げたり、内臓脂肪を減らしたりする効果も認められているので、まさに一石二鳥どころか〝一挙三得〟です。お酢をそのまま飲むわけにはいかないので、料理に上手に取り入れていきましょう。

豚赤身肉

ヒレ肉がおすすめで、タマネギ、ニンニク、ニラなどの野菜と一緒に食べると効果的

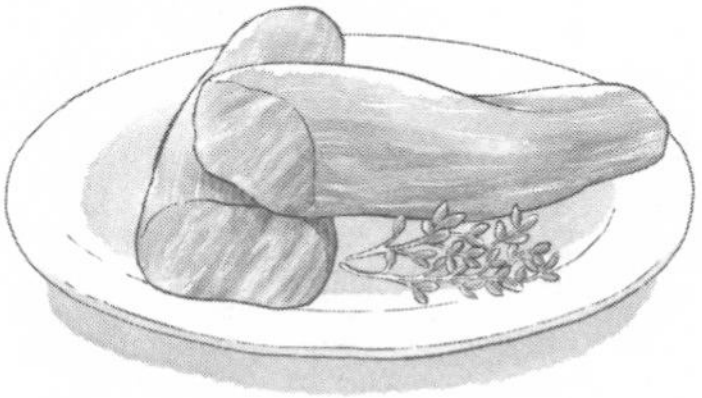

ナッツ類

アーモンド、ピーナッツ、カシューナッツ、マカダミアナッツ、クルミなど

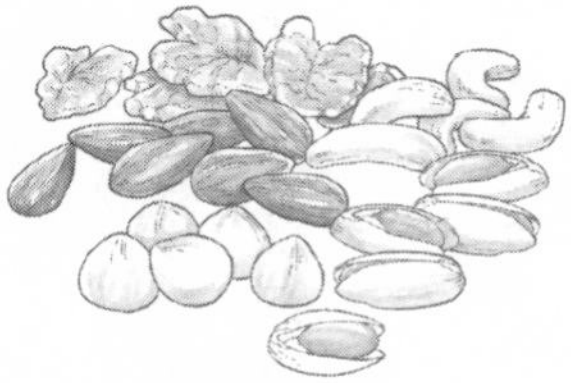

お酢と緑茶

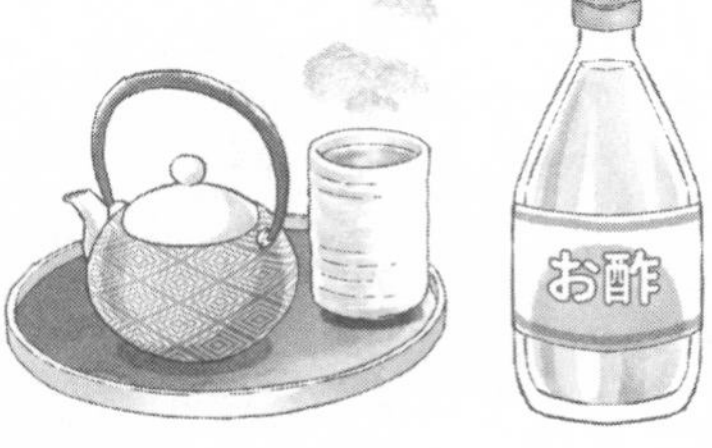

毎日食べたい心臓リハビリフードトップ5

ネバネバ食品

オクラ、モロヘイヤ、アシタバ、ジュンサイ、ツルムラサキ、ナメコ、キクラゲ、モズク、メカブなど

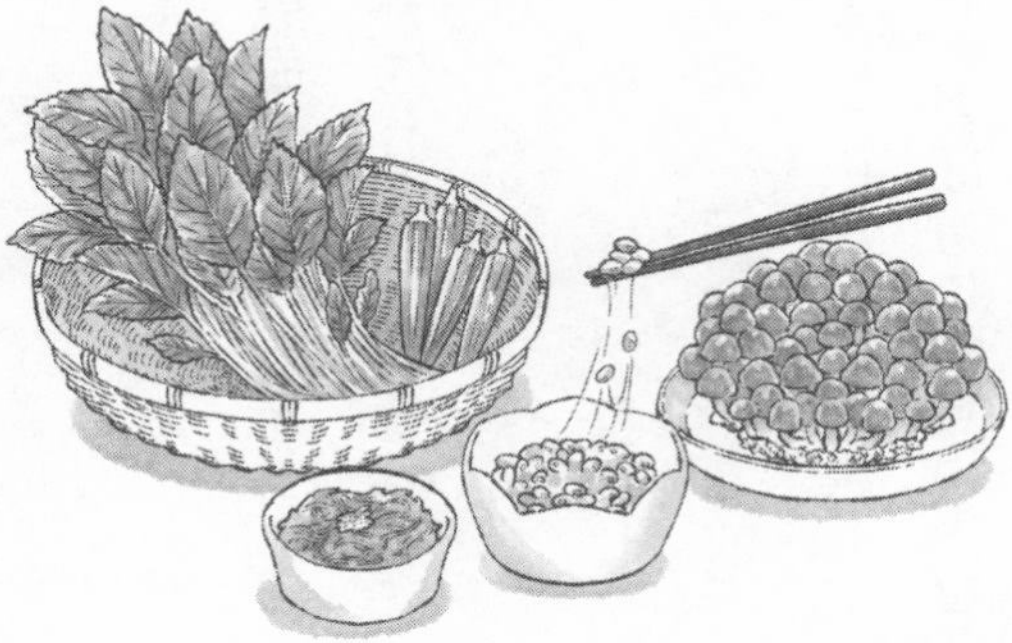

青魚

サバ、イワシ、サンマ、マグロ、カツオなど

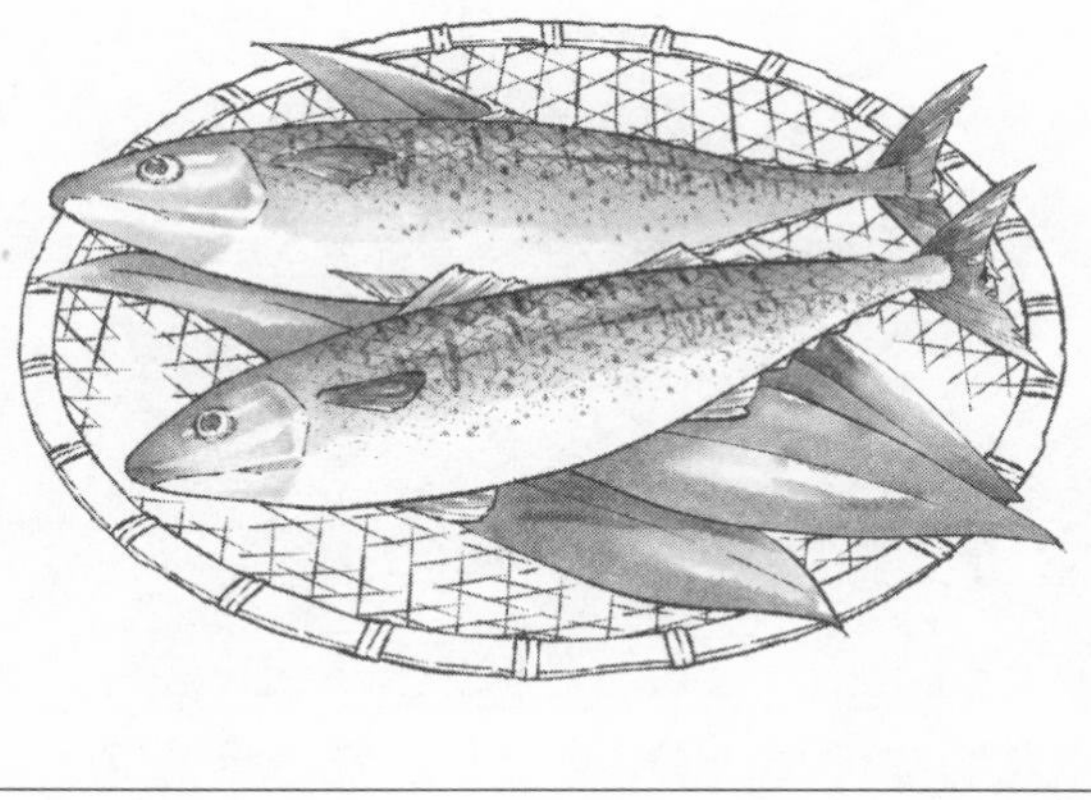

コレステロールの摂取制限はほぼ意味がない

コレステロールとは、人間の体に存在する脂質のひとつです。細胞膜の構成成分、ステロイドホルモンの原料、消化吸収に必要な胆汁酸を作る材料になるので、体にとっては必要不可欠な脂質といえます。

おもなコレステロールには、ＬＤＬコレステロールとＨＤＬコレステロールの２種類が存在。前者は増えすぎると血管の内側にくっつき、動脈硬化を促進してしまうので「悪玉コレステロール」、後者は逆に動脈硬化を防ぐ働きがあるため「善玉コレステロール」と呼ばれています。

大切なのは、血液中のコレステロールの量（コレステロー

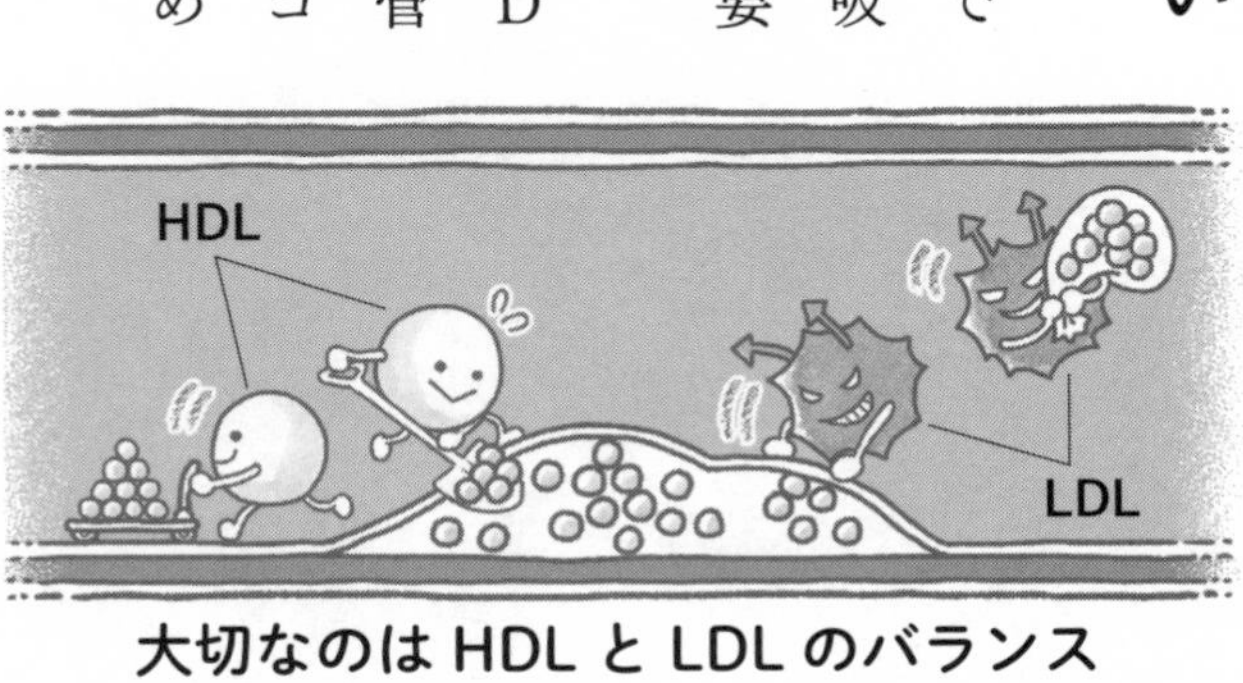

大切なのは HDL と LDL のバランス

ル値）と、両者のバランスです。このバランスが崩れると――具体的には、**空腹時のLDLコレステロールが140㎎／dℓ以上、HDLコレステロールが40㎎／dℓ未満になると――脂質異常症の診断が下ります。**

脂質異常症は、動脈硬化や脳梗塞などの病気を引き起こす要因になるので、予防を意識した生活を送ることが必須。食べすぎや運動不足などによって中性脂肪が増えると、LDLコレステロールの増加とHDLコレステロールの減少をまねくので、肥満気味の方はよりいっそうの注意が必要です。

では、ここでひとつ質問です。

コレステロールの多い食品の代表格たる卵は、1日何個まで食べていいでしょうか？

昔は「1日1個」が正解とされていましたが、それは間違い。現在は健康な人であ

コレステロールを多く含むおもな食品

内臓肉
レバー、モツ、キモなど

卵
鶏卵（とくに黄身の部分）、イクラ、スジコ、
タラコ（明太子）などの魚卵

肉の脂身
牛ロース、サーロイン、豚バラ、鶏皮など

お菓子
シュークリーム、プリンなど

れば「あまり気にせずに食べてもいい」が常識になっています。

もちろんものには限度があり、何十個も食べることは推奨できませんが、2〜4個程度であればまったく問題ありません。

かつて、コレステロールを多く含む食品の摂取は控えるようにいわれていた時代がありましたが、その常識はだいぶ変わってきました。

なぜなら、**コレステロールの大部分が体内で生成され、食事の影響をあまり受けないことが明らかになった**から

です。

食事から吸収されるコレステロールは、全体の20～30％程度。よって、コレステロール過多の食生活を送ったとしても、それだけを理由に、コレステロール値が異常な領域に突入するようなことはおきにくいのです。

もちろん、肥満気味の方や恒常的にコレステロール値の高い方は、コレステロールを多く含む食品のとりすぎに注意すべきですが、**極端なコレステロールの摂取制限をしても効果は薄い**ということを覚えておいてください。あまり神経質にならなくても大丈夫です。

コレステロール対策は食生活の見直し＋運動＋薬で万全

では、コレステロール値を正常に保つためには、どうしたらいいでしょうか。

まずは、食生活（食べ方）の見直し、ひいては肥満の解消です。

・よく噛んでゆっくり食べる
・夜に間食はしない（夜食も控える）
・適量の盛りつけを心がける

何よりこういったところに意識を向け、不要なエネルギー摂取を控えるようにしましょう。

そのうえで、摂取する脂の質にも気を配ってください。

太りやすい飽和脂肪酸の脂（肉の脂身、脂そのもの、バターなど）を減らし、その代わりに**コレステロールや中性脂肪を下げる働きをする多価不飽和脂肪酸の脂（アマニ油、ヒマワリ油、コーン油、菜種油、青魚など）を多くとると、コレステロール値を正常に近づけることができます**。

そして、できるだけ体を動かしましょう。ジム通いが続かなくても、走るのが苦手でも、ウォーキングならばできるはず。

エスカレーターやエレベーターを使わずに階段を上ったり、目的地まであえて遠回りで歩いたりして、適度な負荷をかけつつたくさん歩くようにしてください。必ず、肥満の解消につながります。

最後に、脂質異常症の方がコレステロール値を正常にしたいのであれば、脂質異常症治療薬という心強い味方もいます。今は劇的に効く薬が開発され、それを飲むだけでコレステロールのことで悩まずに済むようになりました。運動が苦手な方（あるいは物理的にできない方）は、医師に相談して薬を処方してもらってください。

すぐにでもまねしたい心臓が元気な人に共通する食事法

食事療法について、これまでおもに食材や成分の良し悪し、体に与える影響などについて説明してきました。ここでは、「食事法」に注目します。食事法とはつまり、調理法、食材の組み合わせ、回数、食べる順番など、食べ方に関することです。紹介する食事法は全部で10。意識的か、無意識のうちかにかかわらず、心臓が元気な人ほど多くの項目を実践している現実が見てとれます。みなさんもすぐに取り入れてみましょう。

①1日3食、過不足なく食べる

1日のベストの食事の回数については、いろいろな説があって結論を出せませんが、健康を第一に考えるのならば、朝昼晩の3食を過不足なくとるのが理想的です。**朝食を抜くと、自律神経の乱れ、集中力の低下、血糖値の急変動など、マイナスの影響を及ぼします**。

また、1日2食にするとやせられるかというと、そうは問屋が卸しません。食事の感覚があくと空腹感が増し、かえって量を食べすぎてしまうというケースはよくあります。1日2食にしたからといって、食べる量が3分の2になるわけではないのです。

②野菜を先に食べる

食事の最初に食物繊維を摂取すると、腸にあるGLP－1というホルモンが分泌されます。このGLP－1は胃の動きをゆっくりにしたり、インスリンの分泌を促して血糖値を下げたりしますが、食べ物の通過するスピードを遅くして糖質の吸収を抑えるだけでなく、脳の中枢神経に働いて食欲そのものを抑制する効果もあります。

子どものころ、ごはん、おかず、みそ汁をひと口ずつ順番に食べる「三角食べ」をするように教えられた方は多いでしょうが、食後高血糖のことを考えたらベストとはいえません。

ベストは、食物繊維が豊富な野菜→たんぱく質・脂質の多い肉や魚→糖質を多く含む主食（ごはんや麺などの炭水化物）の順番です。

③玄米や全粒粉パンに切り替える

精白された米や小麦粉は、食後血糖値の上がりやすさを示す指標の「GI値」がとても高いです。糖質過多の食事は肥満に直結し、それが生活習慣病を起こす引き金になるので、GI値の高い食品には注意しましょう。

ごはんやパンをいっさい食べない生活は難しいと思うので、血糖値が気になる方は、**精白された米や小麦に比べてGI値の低い、玄米や雑穀米、全粒粉を使ったパンに切り替えてみてはいかがでしょう。**毎日、全食が無理ならば、一部を切り替えるだけでも構いません。それが効果的な血糖値対策になります。

④朝食は「ほぼゼロ塩」を心がける

過剰な塩分摂取は心臓の健康の大敵です。日本高血圧学会が提唱する、高血圧患者減塩目標は男女ともに1日6g未満。1日3食で均等割りにすると、1食につき2gです。実際に塩分2gの料理を食べるとわかりますが、かなり薄味になります。多くの方が「物足りない」と感じることでしょう。

そこで提案したいのが、朝食「ほぼゼロ塩」作戦です。昼は外食が中心、夜は重めのものをしっかり食べたいという人は、どうしても昼と夜に塩分を摂取しがち。朝までしっかり塩分をとっていたら、すぐに1日の目標値をオーバーしてしまいます。

3食のうち、どれがいちばん我慢しやすいか？　ということになれば、ほとんどの方は「朝食」と答えるはずです。ならば、朝は摂取許容範囲の塩分を昼と夜に回して、朝はできるだけ塩分をゼロに近づけるように努めましょう。

ほぼゼロ塩を実現できる、バナナ＋豆乳、リンゴ＋ヨーグルト、グラノーラなど低糖質のシリアル＋牛乳といった組み合わせの朝食がおすすめです。

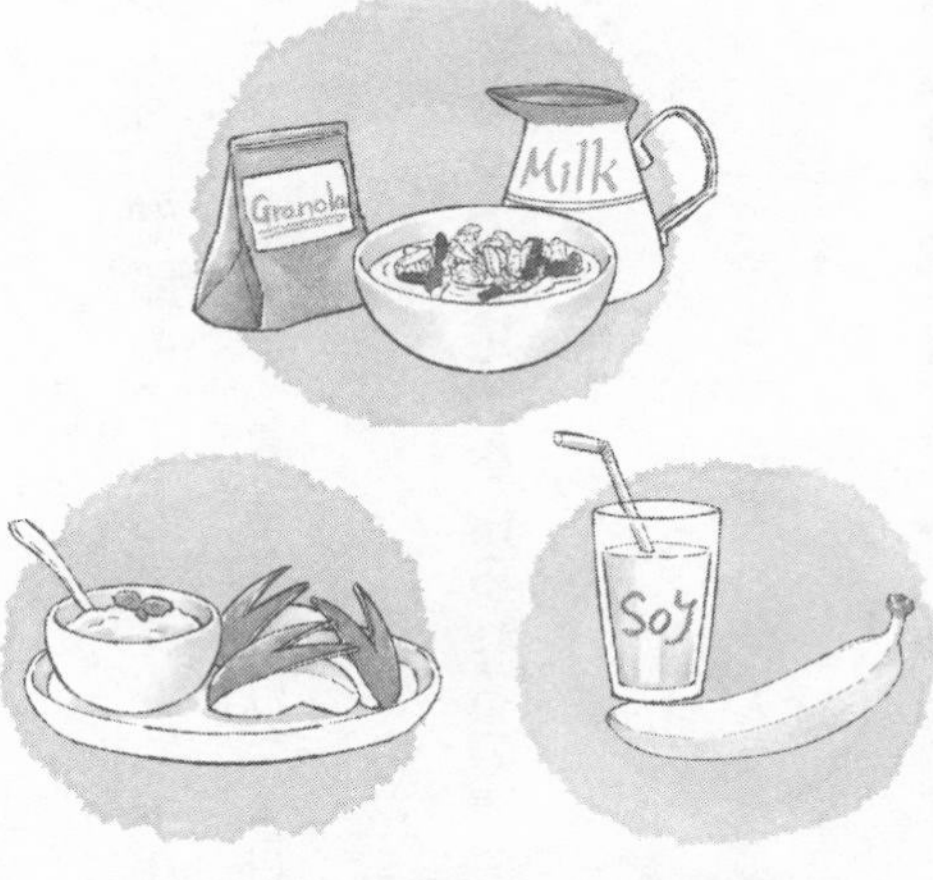

朝食「ほぼゼロ塩」作戦で
１日の塩分をコントロールしよう

⑤みそ汁やスープは1日1杯まで

作り手によって量に差は出てきますが、みそ汁1杯に含まれる塩分量は、おおよそ1・2～1・5ｇといわれています。3食すべてにみそ汁(パンや洋食の場合はスープ)をつけたとしたら、それだけで1日の許容量である6ｇの多くを占めることになるのです。

みそ汁がいかに日本人のソウルスープだとしても、健康のことを考えたらセーブしなければなりません。私の個人的なおすすめであり、賢明といえる基準は、1日1杯。それも、できるだけ薄味にすることが望まれます。

野菜たっぷりの具だくさんみそ汁にすれば、かなりの満足感を得られるので、1日1杯にとどめることができるようになるでしょう。

⑥調味料は「かける」のではなく「つける」

しょうゆやソースなどの調味料には、かなりの塩分が含まれます。厚生労働省の「令和元年国民健康・栄養調査」によると、日本人は1日あたり平均10・1gの食塩摂取量のうち、6・7gを調味料からとっているそうです。

これは、非常に大きな割合であり、使用する調味料の量を減らせば、効率よく減塩対策を推進できることがわかります。

みなさんは、焼き魚や揚げ物に、しょうゆやソースをドバドバとかけていませんか？

もしそうであれば、ただちにやめてください。かけたぶんの調味料が、すべて体内に取り込まれてしまうからです。


小皿に調味料を入れ、少量をつけて食べる――これを習慣化するようにしましょう。

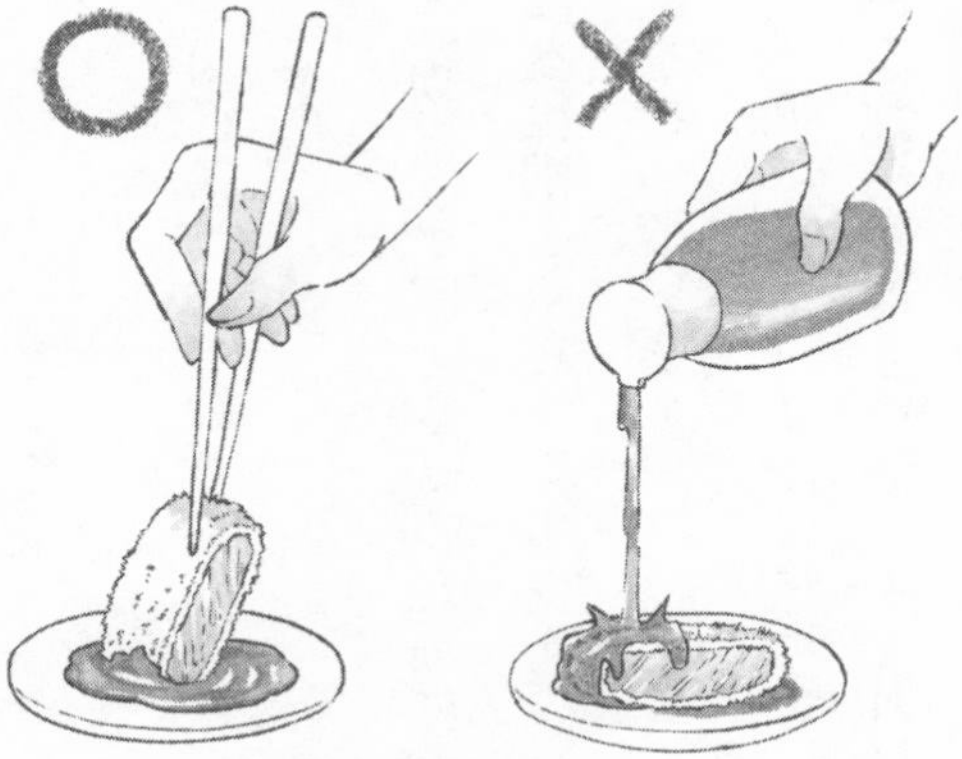

減塩対策のひとつとして
調味料の「つける」を習慣化しよう

また、減塩みそ、減塩しょうゆ、食塩不使用ケチャップといった減塩調味料を用いるのも効果的。しょうゆやソースをかけずに、少量の塩分を含んだチューブ入りのニンニクやショウガを使うのも、味に変化が出ておいしくいただけます。ぜひ試してみてください。

⑦加工食品はできるだけ食べない

ハム、ベーコン、ソーセージなどの加工肉や、かまぼこなどの練り製品には、大量の塩分が含まれます。

また、加工食品には肉の発色の安定や、保水性・粘着性を向上させるために、リンが添加されるケースが多いです。リンは体内で重要な役割を果たすミネラルのひとつながら、過剰に摂取すると腎機能を低下させる一面を持っています。

このように、加工食品からは不必要な塩分とリンを取り込んでしまいやすいのです。

ハムやかまぼこを食べるのなら、加工前の肉や魚を食べたほうがいい——これに疑う余地はありません。

⑧外食は控え、食べるときは栄養バランスを意識

外食はゼロにすることはできないでしょうし、ゼロにすべきともいいません。私自身も週に1～2回は外食を楽しんでいます。

ただ、注意したいのはメニューの選び方です。

外食のメニューには、高カロリー、高脂質、高糖質、塩分過多の濃い味つけの料理が並びます。たまにであればいいのですが、高い頻度で、しかも食べたいものを好きなだけ食べていたら、確実に健康を害すでしょう。

外食は、ゼロにしなくてもなるべく控えるのが基本で、**減塩メニューや低糖質メニューを選んだり、調味料を控えたり、カロリーを考慮したりしながら、栄養バランスを意識したメニュー選びを心がけてください。**

⑨「焼く」「揚げる」「炒める」の高温調理を避ける

糖質の多い食品を過剰に摂取し、高血糖の状態が長く続くと、余分なブドウ糖がた

んぱく質や脂質とくっつき、変質を繰り返します。これを「糖化」といいます。そして、最終的には糖の毒と表現するにふさわしい、「ＡＧＥ（終末糖化産物）」という物質に変貌を遂げます。

ＡＧＥは、糖尿病、動脈硬化、腎不全、認知症などを引き起こす要因になる、まさに「百害あって一利なし」の天敵です。これを体内で発生させない努力、減らす努力が求められます。

そのために推奨できるのは、低温調理です。食材に含まれるＡＧＥは、「焼く」「揚げる」「炒める」といった高温調理を施すと、その量が爆発的に増えることが明らかになっています。

それに対し、「蒸す」「煮る」「ゆでる」などの低温調理は、ＡＧＥの増加にあまり影響しません。つまり、**高温調理よりも低温調理を多用することが、ＡＧＥを減らすことにつながるのです。**

⑩甘いお菓子やスイーツは週1〜2回まで

ケーキ、菓子パン、チョコレート（高カカオチョコを除く）、クッキー、アイスクリームなど、甘いお菓子やスイーツには、たくさんの糖分が含まれます。食べすぎが体によくないということは、あえて説明するまでもありません。

こういった甘い食べものは極力避けたほうがいいのですが、**どうしても我慢できない場合は、週に1回、多くても2回までにとどめてください。それ以上食べると、つねに高血糖の状態になるリスクが高まります。**

果物の場合は、1日100〜150gがひとつの目安。これならば、健康増進に寄与してくれるカリウム、ビタミン、食物繊維といった栄養素を取り込むのと同時に、糖分（果糖）の過剰摂取を防ぐことができます。目安を超えると、高血糖をまねくので、摂りすぎには注意しましょう。

ちなみに、バナナ1本、リンゴ半分、大きめのミカン1個、イチゴ6個、桃1個が100gの目安です。

心臓が元気な人の食事法⑩

❶ １日３食、過不足なく食べる

❷ 野菜を先に食べる

❸ 玄米や全粒粉パンに切り替える

❹ 朝食は「ほぼゼロ塩」を心がける

❺ みそ汁やスープは１日１杯まで

❻ 調味料は「かける」のではなく「つける」

❼ 加工食品はできるだけ食べない

❽ 外食は控え、食べるときは栄養バランスを意識

❾「焼く」「揚げる」「炒める」の高温調理を避ける

❿ 甘いお菓子やスイーツは週１～２回まで

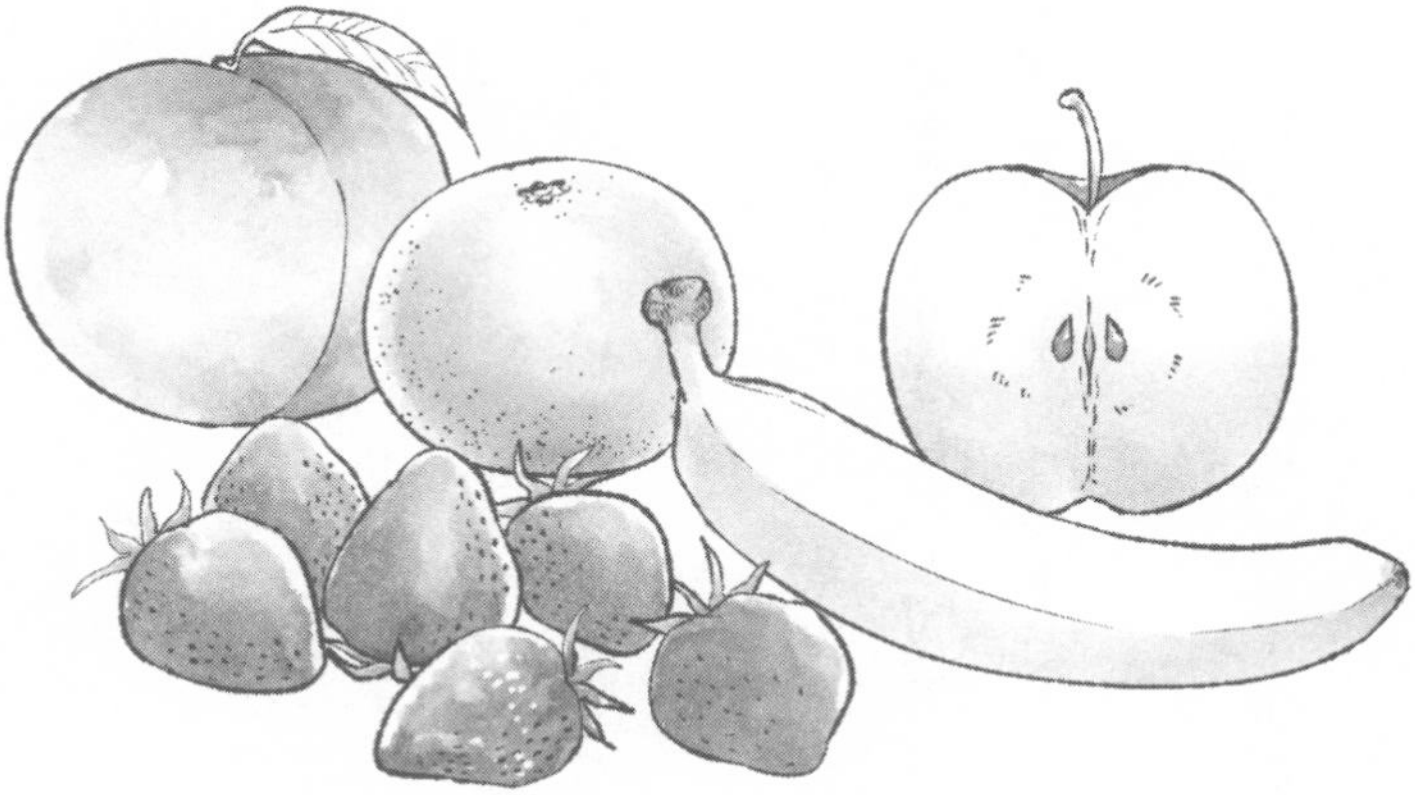

お酒は「少量ならＯＫ」が医学界の常識

「病気になりにくい体をつくる」

「健康寿命を延ばす」

こういった話題になった際に、必ずといっていいほど問われるのはお酒の是非についてです。

「タバコはいかなる理由があれ絶対にＮＧ」ということは一般常識として浸透しています。

ただ、お酒については医師や専門家でも見解がまちまちかもしれません。

頻度、量、種類などに関し、異なる見解が示されることがあります。

ただし、「少量ならＯＫ」というのが衆目の一致するところ。**心臓リハビリという**

観点においても、お酒を完全にダメというスタンスをとる必要はありません。私も条件次第で、飲酒を受容しています。

お酒は少量であれば、血行を改善したり、HDL（善玉）コレステロールを増加させたり、心身をリラックスさせたりと、プラスの効果を発揮してくれます。よって、血圧、血清中性脂肪、血糖など数値が正常であり、ふだんからしっかりコントロールできているのであれば、ほぼ毎日飲んでも構いません。1日あたりの適量（上限）は、一覧で紹介しているとおりです。

そしてもちろん、毎日のようにこの適量の基準以上のお酒を飲むのはご法度。**多量飲酒の継続は、血圧上昇、肝機能障害、肥満、睡眠障害といったデメリットをもたらし、最悪の場合は脳梗塞や心筋梗塞につながるケースもあります。**

お酒を飲んでもOKですが、求められるのは「たしなむ程度」の量。できれば週に1～2日の休肝日を設けつつ、健康に影響しないレベルで楽しみましょう。

これなら大丈夫！　1日あたりの適正酒量

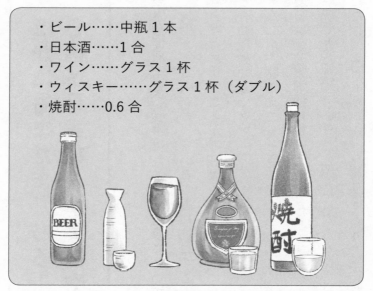

・ビール……中瓶１本
・日本酒……１合
・ワイン……グラス１杯
・ウィスキー……グラス１杯（ダブル）
・焼酎……0.6 合

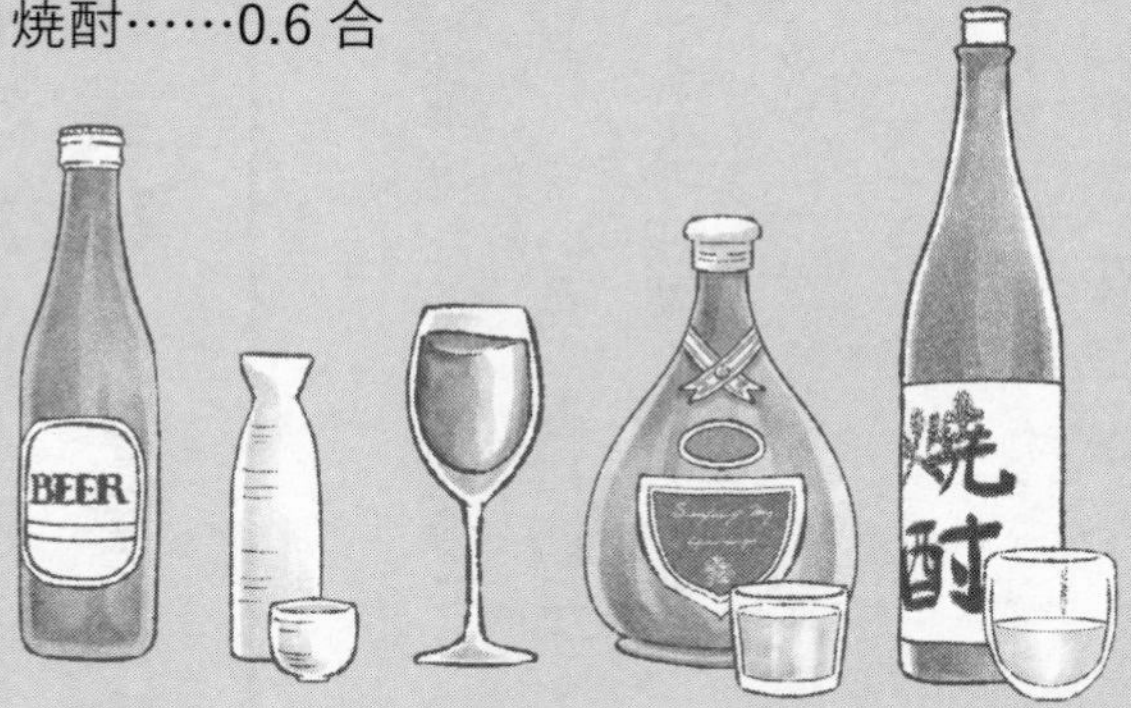

※血糖値に不安を抱えている方は、糖質を含むビールや日本酒は避けましょう。糖質を含まない焼酎やウィスキーなどの蒸留酒がおすすめです。

適正量を守れない場合は、どこかで必ず〝ツケ〟が回ってきます。飲み始めるとやめられない性格を自覚している方は、最初の１杯をとにかく我慢して、禁酒の方針に舵を切りましょう。

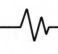

ほかにもまだまだある！
心臓が元気な人が毎日やっていること

健康を促進する、食事以外の生活習慣についても見ていきましょう。心臓が元気な人、長生きする人がやっていることに注目すると、けっこう共通点が見いだせるもの。それを参考にすることが、健康長寿への近道になります。

「どうせ運動でしょ？」

そんな声が聞こえてきそうですが、もちろんそれには異を唱えません。日々の適度な運動は、健康維持には不可欠だからです。ジムやプールに通ったり、ウォーキングを継続できたり、ということが苦にならない方は、ぜひそのまま続けてください。

ただし、スポーツウェアに着替えたり、「これからやるぞ」と意気込んだりして取り組むものだけが運動というわけではありません。**私たちのふだんの生活のなかには、「実質運動」といえる行動がかなり含まれています**。それを意識するだけで、運動に対する考え方や取り組み方は変わってくるでしょう。

「散歩」「家事」「ながら運動」でも効果はじゅうぶん

例えば**犬の散歩は、立派な運動（ウォーキング）**です。気の合う散歩仲間をつくったら、気持ちがさらに積極的になるでしょう。ワンちゃんのためにも自分のためにもなる、一石二鳥の習慣になり得ます。

その日の夕飯で使う食材を仕入れるために、毎日買い物に行く習慣をつけるのもひとつの手です。「まとめ買いをしたほうが経済的」という見方もあるかもしれませんが、どんなに節約をしても体を壊してしまっては元も子もありません。自宅とスーパーや商店街との往復が、着実にあなたの心臓を強くしてくれます。

また、私の同世代のある男性の知人は、**家のゴミ捨てを毎日行うことで、元気な心臓をキープ**しています。

おそらく、ゴミ袋を持って家からゴミ置き場まで移動することが、筋トレと持久力アップの役割を担っているのでしょう。

「自分がこの役回りを引き受けることで、妻をはじめ家族と良好な関係が築けている。家庭内で精神的なストレスを感じなくても済む」

このように言っていたので、無意識のうちに精神面でも心臓に負担を

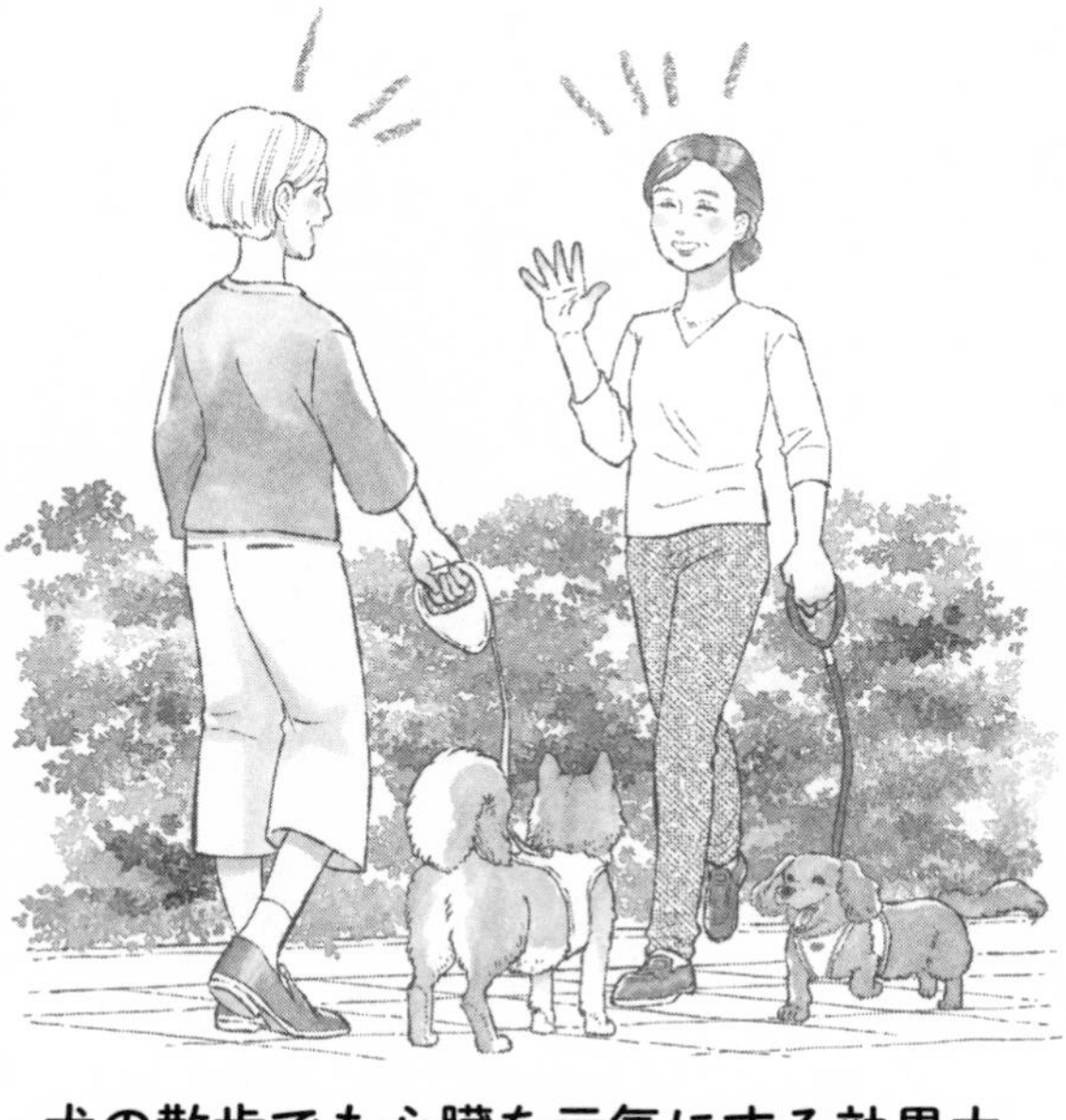

犬の散歩でも心臓を元気にする効果大

かけない行いをしていたことになるのだと思います。

ほかにも、テレビを見ながらの〝ながら運動〟をしている人も多いです。**体操をしながらとか、エアロバイクをこぎながらとか、15分もやればかなりの効果が出てきます**。どれもわざわざスポーツウェアや水着に着替える必要はなし。普段着で気軽に実践できます。

「運動」と聞くとどうしても構えてしまい、「頑張らねば」という気持ちが芽生えるものですが、運動と思っていなければ、余計な精神面の負担を受けずに済みます。結果的にそれが、無意識のうちに心臓を気遣っていることになるのです。

何を行うにも「焦らずゆっくり」を意識する

運動以外で心がけるべき生活習慣としては、**焦らずにゆっくり行動する**こと、「飲食後の入浴」や「満腹時の運動」など**心臓に同時に2つの負荷がかかる状態をつくらない**こと、**薬の服用前後（1～2時間が目安）は安静にする**こと、などが挙げられます。

また、トイレと心臓への負担との関係性も無視はできません。

排便の際にいきむと、血圧が上がって心臓に負担がかかります。便意を我慢することもまた、心臓に負担をかける要因です。そして、冬場の寒いトイレは血圧を変動させ、発作を誘発することがあります。

すべて、心臓を危険な状態に追いやる可能性を高める、マイナスの条件です。**排便の際はいきまない。便意は我慢しない。冬場のトイレは暖かくしておく。**これをつねに意識しましょう。

あとは、**事前に計画を決めてマイペースに行動する、重いものを持たない、なるべくクルマを運転しない**、といったことも心臓をいたわる行為になりますし、実際に心臓の元気な人たちに共通する要素でもあります。このような、小さなことの積み重ねが、健康的に長生きできる秘訣になっていくのです。

心臓に負担をかけない理想的な運動とは？

運動が苦手な方がいる一方で、「苦にならない」「むしろ大好き」という方もいらっしゃいます。そして、運動好きの方の心臓は、たいてい元気です。前項で、運動は無理にしなくてもいいということを述べましたが、もちろん、できるのであればやったほうがいいに決まっています。

ただし、やみくもに、無計画に、がむしゃらに、とにかくハードに、休まずに、というスタンスはいっさい推奨できません。

ものには限度というものがあります。また、その運動が適正であるか否かも重要です。運動することは大歓迎ですが、取り組む前にその中身（質や程度）を考えなければなりません。

心臓が強い人がやっている運動ベスト５

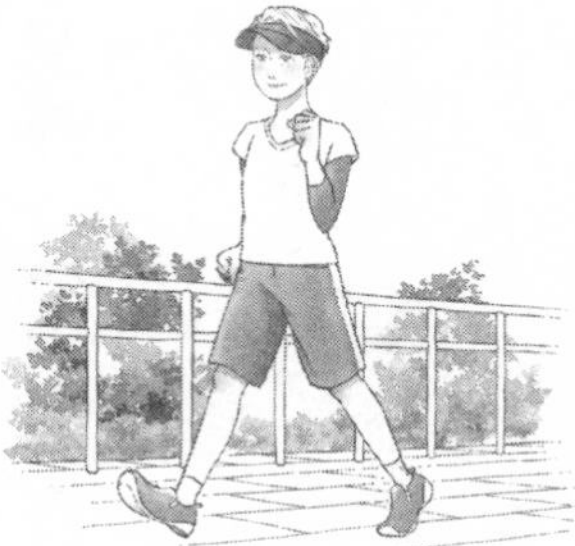

ウォーキング

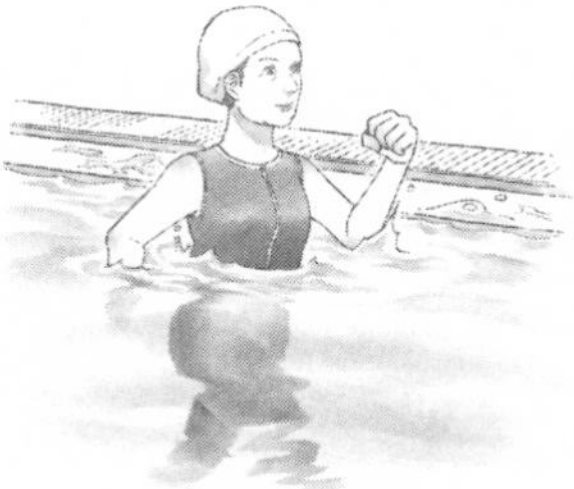

水中ウォーキング

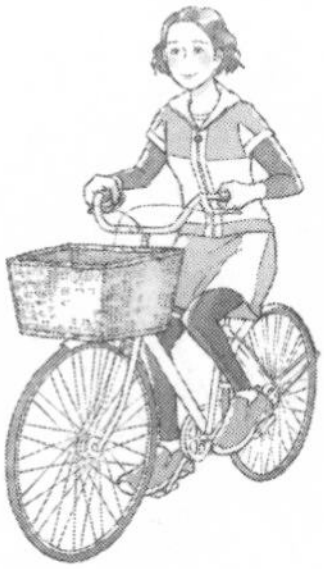

サイクリング

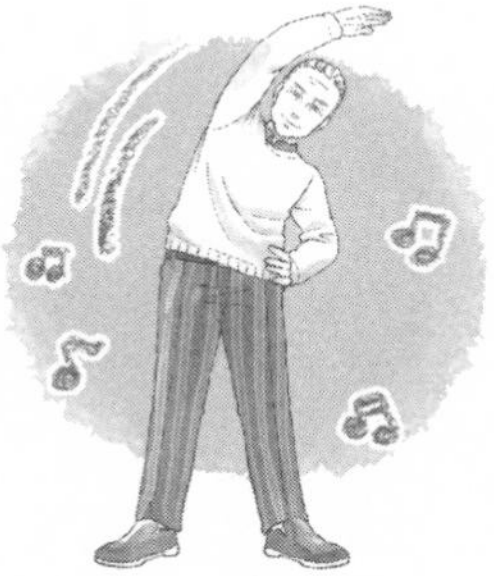

ラジオ体操

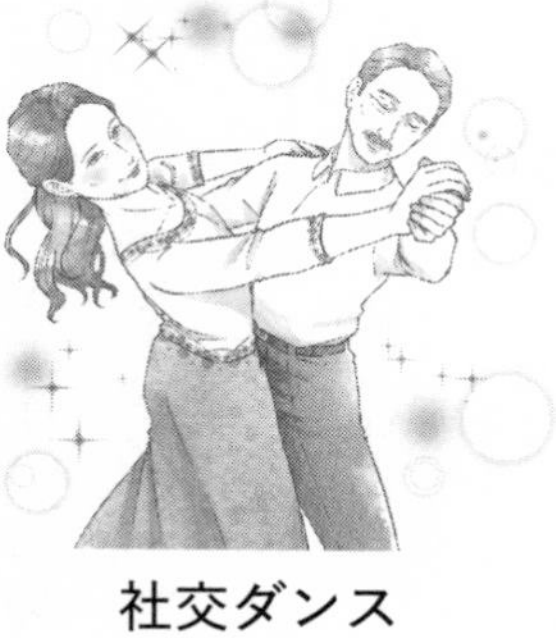

社交ダンス

大前提となるのは、血圧や心拍数がすぐに上がるような、心臓に負担のかかる激しい運動は避けるべきということ。ゆっくりと、30分くらい時間をかけて、連続して行えるものが最適です。

理想的なのは有酸素運動。心臓に負担をかけずに、効率よく健康促進効果を得ることができます。

私がおすすめする有酸素運動のベスト5は次のとおりです。

このなかでも、**心臓に不安を抱える方にイチオシなのが、ウォーキングです**。場所も時間も問わず、手軽に取り組めるのが大きな利点。かける時間や強度（スピード）も自分で調節しやすいところも、セールスポイントといえるでしょう。

ウォーキングに臨む際は、**大股で歩くことを意識**してください。自然と背筋が伸び、腕を大きく振れるようになります。

スピードは、「息が少し弾む程度」がいいでしょう。それまで運動する習慣のなかった方は、まずは10分間（1000歩程度）から始めてください。慣れてきたら、徐々に20分間、30分間、あるいはそれ以上と時間を増やしていきましょう。

会話ができないくらいに息切れしたり、歩き終えたあとに「ハァハァ」と息づかいがかなり激しくなったりしたら、それはちょっとやりすぎ。心臓に大きな負担をかける無酸素運動が加わっている可能性があるので、次回からはセーブしてください。

楽すぎず、つらすぎず。これが理想的な強度です。

無理せず休むことも立派な心臓リハビリ

運動前にすでに、動悸・息切れがある場合は、無理せず休みましょう。

また、運動中に次のような症状がみられた場合は、ただちに運動を中止してください。

・胸の痛みや呼吸困難を感じた場合

・めまい、吐き気、ふらつきがあった場合
・汗が大量（通常以上）に出た場合
・運動中の心拍数が前日より10回／分以上増えた場合（心不全の疑いあり）
・運動中に、動悸、頻脈、徐脈、失神などの不整脈の症状が出た場合

できるだけ避けたほうがいいのは、テニスのような激しい有酸素運動、ゲートボールのような勝負にこだわる運動、器具を使った筋トレやボウリングなどいきむ動作に入るような運動です。これらは、あえてやる必要はありません。

ふだんから健康的な方（血圧や心拍数に不安のない方）であれば、先ほどのベスト5のほかに、「水泳」「ジョギング」「ハイキング」「ゴルフ」「ジャズダンス」「階段の上り下り」のような有酸素運動もいいでしょう。

負荷は強くなりますが、やりすぎというレベルではないので、よりいっそう心臓を鍛えることができます。

不調をいち早く知るには変化に気づくこと

心臓を元気にする食事療法を実践し、日常生活を送っていたとしても、目に見えた〝成果〟を確認できないことには、達成感を得られないはず。そればかりか、心配性の方は、不安になってしまうこともあるでしょう。

そこでみなさんに毎日のルーティンとしておすすめしているのが、自宅で行える心臓ケア＋αです。具体的には、次の４つです。

①体重測定
②血圧・脈拍測定
③むくみのチェック
④指輪っかテスト

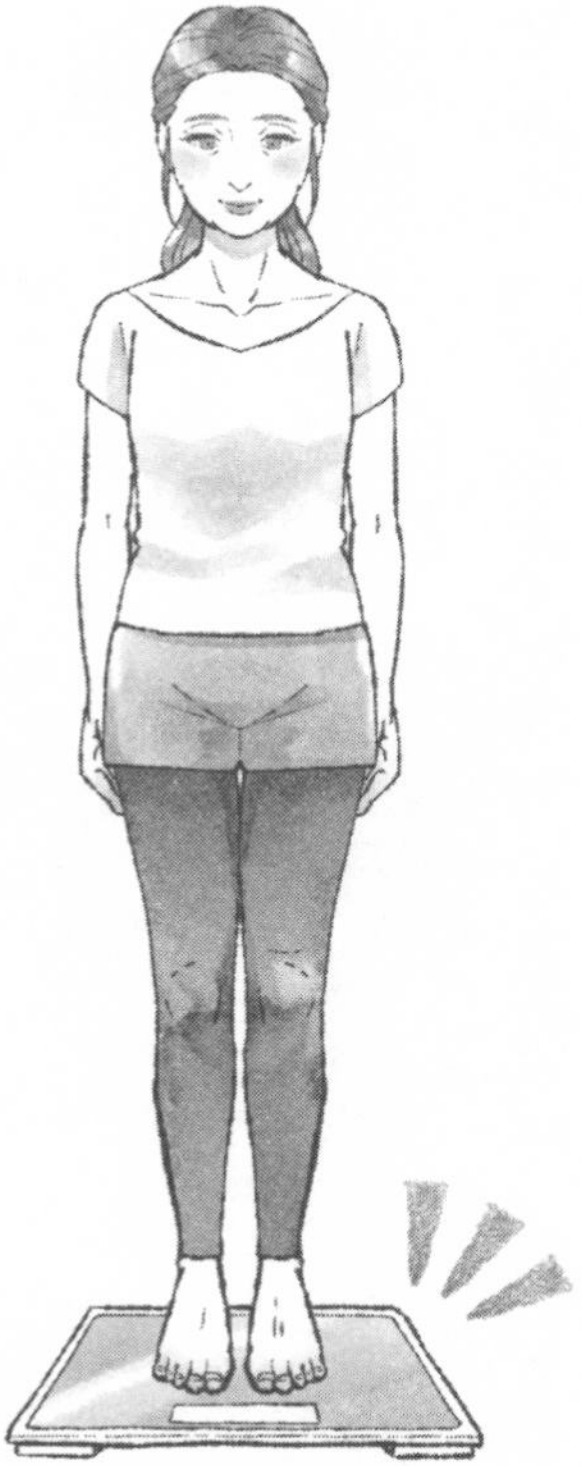

①と②については、毎日決まった時間帯（とくに起床時）に測定し、しっかり記録をつけるようにしましょう。そうすることで、何かあったときは変化に気づき、不調をいち早く察知することができます。

体重が前の週より1・5kg以上増えていたら要注意。心不全が悪化し、水分が腎臓から排泄されずに体内に溜まって、体重が増加した可能性があるからです。その場合はすぐに病院で診察を受けてください。

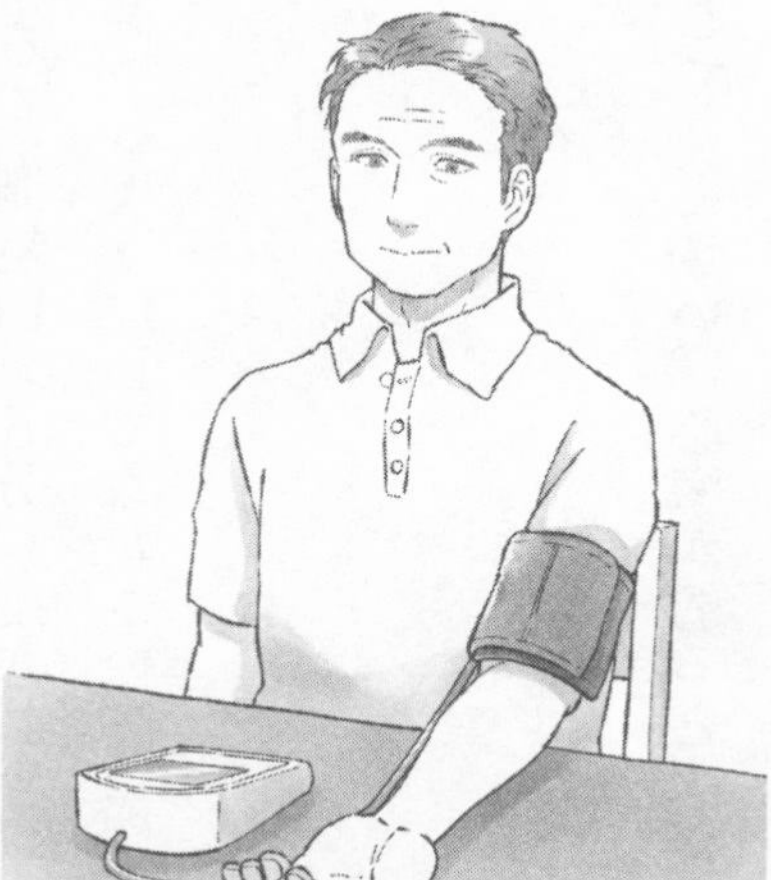

朝に測った脈拍が前の日より10回／分以上速かったら、心不全もしくは、心不全が悪化している可能性があります。心臓が弱ると、ポンプ機能が低下して、1回の拍動で送り出される血流の量が少なくなる（そのため脈拍数が速くなる）からです。

血圧に関しては、**収縮期血圧が135㎜Hg（医療機関で測定した場合は140）以上もしくは、拡張期血圧が85㎜Hg（医療機関で測定した場合は90）以上の場合は、高血圧と診断できます（医療機関と基準値が違うのは緊張なども考慮しているため）**。基準値を上回っていたら、減塩食を取り入れるなどして、高血圧対策に取り組みましょう。

血圧を測る際は、「毎朝、食前・服薬前に測る」以外に、「つねに同じ座った姿勢で測る」「3回連続して測ってその平均値を採用する」「測定前（5分程度が目安）に食事、タバコ、アルコール、入浴は控える」を意識するようにしてください。正確に測ることができます。

朝のむくみはかなりの危険信号

③については、必ず朝にチェックするようにしてください。心臓が弱ると水が排出

されにくくなり、体内に水が溜まってむくみを引き起こします。

夕方に見られるむくみは、日中に足にかかった負荷（歩いた歩数等）が影響し、一時的に出現するものなので心配はいりません。

しかし、**朝にむくみが出ていたら、心臓が異常な状態になっている可能性があることを意味します**。ひざに関節症があると、痛いほうの足がむくむことがあるのですが、痛くないほうの足がむくんでいたら大問題。心不全の可能性があるからです。

その場合、すねの骨の部分や足の甲を指で押すと、そのまま凹んで指の跡が残るので、判別しやすいでしょう。

心不全が重篤化すると、就寝中に胸が苦しくなり、起き上がらないと呼吸ができなくなる「起座呼吸」という症状が起こります。その場合は、間髪入れずに救急車を呼んでください。

指輪っかテストで要介護状態の予防を

④の指輪っかテストは、「サルコペニア」かどうかを調べるための、簡単な判定方法です。厳密にいうと心臓ケアではないのですが、健康を維持するうえでとても大切なことなので、ここに加えさせていただきました。

サルコペニアとは、加齢、運動不足、長期の安静などによって起こる筋力の衰えのこと。サルコペニアになると、転倒したり、寝たきりになったりするリスクが高まります。

サルコペニアが悪化すると、身体機能の低下からどんどん虚弱になり、生活機能障害や要介護状態などに陥りやすい「フレイル」という状態になってしまうので、そうなる前にしっかりとしたケアが必要です。

指輪っかテストは、ふくらはぎの筋肉の太さを測ることによって、サルコペニアの疑いを判定します。両手の親指と人さし指で輪を作り、ふくらはぎのいちばん太い部分を囲んで、輪のほうが大きかったら、サルコペニアの可能性があるとお考えください。

状態が進んでフレイルになったら大変なので、サルコペニアの疑いのある方は、今すぐに運動を始めましょう。

指輪っかテスト

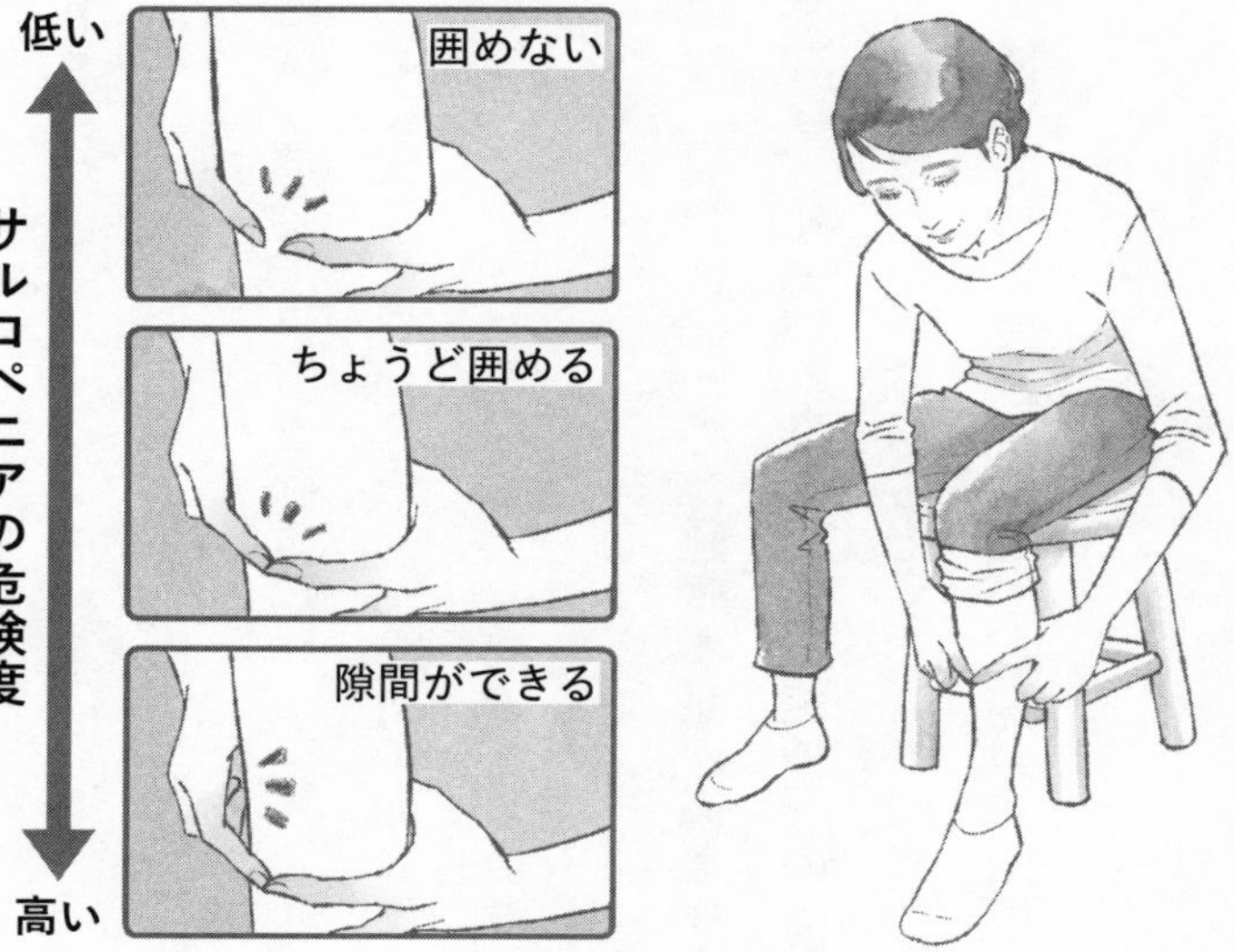

親指と人さし指で、ふくらはぎの一番太いところで「指輪っか」を作る。もし、輪っかのほうが大きかったら要注意です！

理想の睡眠を目指せば心臓が喜ぶ

栄養バランスの取れた適量の食事、適度な運動、良質な睡眠。医療の世界では、これが健康増進のために欠かせない3点セットといわれています。食事と運動については触れてきましたので、ここでは睡眠について見ていきましょう。

睡眠は心身の安定にとってとても大切で、場合によっては睡眠不足が高血圧や心臓病などにつながることもあります。なぜなら、睡眠が不足すると交感神経の活動が優位になり、血圧や脈拍が上がって、心臓に負担がかかるからです。

睡眠時間の長さも大事ですが、眠りが浅いと体の疲れが取れず、体力が回復しないので、多少時間が短くても、ぐっすり眠るに越したことはありません。それこそが、質の高い睡眠ということができます。

みなさんも、良質な睡眠を得るために、いろいろと気配りや工夫をしてみてください。

眠りやすくなるためのコツを知ろう

心臓に負担をかけない、やさしい眠り、良質な眠りに導くためのコツを6つに絞ってピックアップしました。これらを意識しながら、日々の生活を送りましょう。難しいことはなにひとつありません。

①規則正しい生活を送る

毎日同じ時間に寝て、同じ時間に起きる。これが理想的です。体が「この時間になったら寝るんだな」と記憶しているので、スムーズに寝入ることができます。

②日中に体を動かす

体が適度に疲れているときほど眠りやすいというのは、みなさんも経験上ご存じのことでしょう。**日中に行う運動は、良質な睡眠ともつながっている**のです。

③日中に眠くなったら昼寝をする

昼寝をすると脳がリフレッシュされ、仕事や勉強のパフォーマンスがアップします。ただし、寝すぎには注意です。夜にいざ寝ようとしたときに、目が冴えてしまいかねません。よって、昼寝の目安は15分程度としてください。

④食事や飲酒は就寝3時間前までに

食べたものを消化しきれないうちに寝ると、体温が下がりにくく、眠りが浅くなります。食べものの消化時間を考慮し、夕食は就寝の3時間前まで（0時に寝る人なら21時まで）に済ませましょう。

お酒も同様で、就寝前の飲酒（寝酒）は入眠しやすくはなるものの、寝ているあい

良質な眠りを得るための6カ条

❶ 規則正しい生活を送る

❷ 日中に体を動かす

❸ 日中に眠くなったら昼寝をする

❹ 食事や飲酒は就寝3時間前までに

❺ 入浴は就寝の1時間前までに

❻ 就寝前にテレビ、パソコン、スマホの画面を見ない

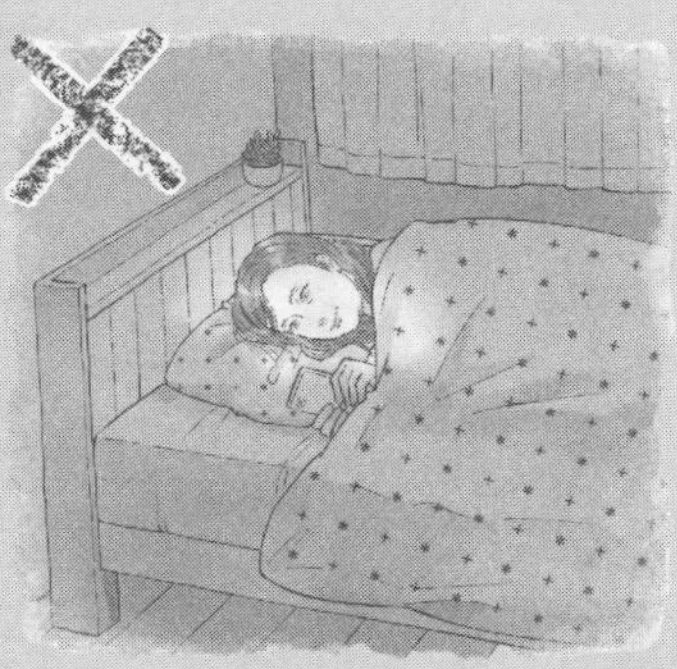

だに目が覚めやすくなり、そのあとなかなか寝つけない状態に陥ることがあります。お酒は飲んだとしても少量で、なおかつ早めに切り上げましょう。

⑤入浴は就寝の1時間前までに

就寝の1～2時間ほど前に入浴すると深部体温（臓器など体の内部の体温）が上がり、就寝時に徐々に下がっていくことによって眠気をもよおします。精神的なリラックス効果をもたらしてくれる、40度程度のお湯につかるのがおすすめです。

⑥就寝前にテレビ、パソコン、スマホの画面を見ない

就寝前の映像の視聴やゲームのプレイは、夜更かしに直結します。また、**画面から発せられるブルーライトが、睡眠ホルモンのメラトニンの分泌を抑制します**。それが睡眠障害を起こし、自律神経の乱れが生じるという負の連鎖を起こすことも少なくありません。就寝前は部屋の照明を落として、リラックスして眠れる態勢を整えましょう。

「起き方」にもこだわって自律神経に配慮する

「眠り方」は大事ですが、それと同時に「起き方」もないがしろにはできません。理由は、**自律神経が副交感神経から交感神経優位に切り替わる朝の時間帯に、心筋梗塞の発作が起こりやすい**という報告があるからです。あわてて起床して、すぐに体を動かすと、さらに発作のリスクを高めます。

よって、早寝早起きを心がけ、起床後はゆとりをもって行動しましょう。以下に、

毎日実践！　推奨できる起床後のルーティン

- 決まった時刻に起床する
- 起床後はあわてて行動しない
- 窓から光を採り入れて体を目覚めさせる
- 脱水状態になっているので水分を補給する
- 温水で顔を洗う
- 落ち着いてからゆっくり朝食やトイレを済ませる

1日の準備を整えるために推奨できる行為を紹介します。ぜひこれを守ってください。

覚えておくべき、心臓にやさしい入浴法

入浴（お風呂）は体を清潔に保つことだけでなく、リラックスや疲労回復の効果もある、私たちにとって憩いの空間ともいえます。この本の読者のなかにも、いわゆるお風呂好きは大勢いらっしゃることでしょう。

ただし、これが心臓病にかかわる話になると、入浴は手放しで喜べない存在になります。場合によっては、お風呂が危険な場所と化すことがあるからで

す。とくに冬場は、入浴時の急激な温度変化によって心臓に負担がかかり、心筋梗塞や脳血管疾患などによって突然死に至るリスクが高まります（※詳細はＰ１７４）。

２０１５年に厚生労働省は次のような調査結果を発表しました。

この年の交通事故死の死者数が４１１７人だったのに対し、入浴中の死者数（溺死も含む）は、１万９０００人以上にも上ったそうです。

心臓の悪い方に、健康な方と同じような入浴方法は勧められません。**首までお湯につかると、それだけで心臓に水圧がかかり、大きな負担となります**。入浴の際は、少しでもリスクを低めるように、あらゆることに注意を払う必要があるのです。

お湯につかる場合は半身浴で短時間

推奨する入浴方法ならびに注意点を挙げていきます。

心臓に不安のある方は、水圧で心臓を圧迫しないために、なるべくお湯にはつからずにシャワーだけにとどめるようにしてください。すでに心不全の状態にある方がお湯につかるのは絶対厳禁です。

お湯につかる場合は、みぞおちあたりまでの「半身浴」にすること。これならば、心臓への負担を軽減できます。

温度は38～40度程度のぬるめのお湯が最適です。湯船に入る前に、心臓から遠い部分にかけ湯をするのを忘れないようにしましょう。狭心症の方は、お湯につかる時間を2分程度に抑えてください。

なお、昨今は空前のサウナブームが到来しているそうですが、熱いサウナのあとに冷たい水風呂に飛び込むという行為（温冷交代浴）は、心臓の弱い人にとっては論外であり、自殺行為です。どんなに魅力的な施設があったとしても、仲のいい友人に誘われたとしても、絶対にやめましょう。

冬場は脱衣所と浴室を暖かくすること

もうひとつ、入浴に関して注意することがあります。それは、ヒートショックです。**ヒートショックとは、気温の変化によって血圧が乱高下を起こし、心臓や血管の疾患が起こること。最悪の場合、脳血管疾患、心筋梗塞、大動脈解離などの発症し、そのまま死に至ることもあります**。とても恐ろしい現象です。

入浴時、ヒートショックが起こりやすいのは、冬を中心にした寒い季節。暖房の効いた部屋から寒い脱衣所へと移動した際に血圧が上昇し、裸になって浴室に入るとさらに血圧が上がります。そして、お湯につかると体が一気に温まるため、血圧が急下降します。このときにヒートショックを起こしてしまうのです。

高齢者、高血圧の方、肥満気味の方はとくに注意が必要なので、万全の対策をとるようにしてください。

徹底したいのは、①脱衣所と浴室内を暖めておくこと、②お湯の温度を低め（40度以下）に設定すること、③長風呂をしないこと、④お風呂からゆっくりあがること——この4点です。

ヒートショックは、起こると命にかかわります。多発する冬場は、警戒を怠らないようにしましょう。

冬場のお風呂はヒートショックに要注意！

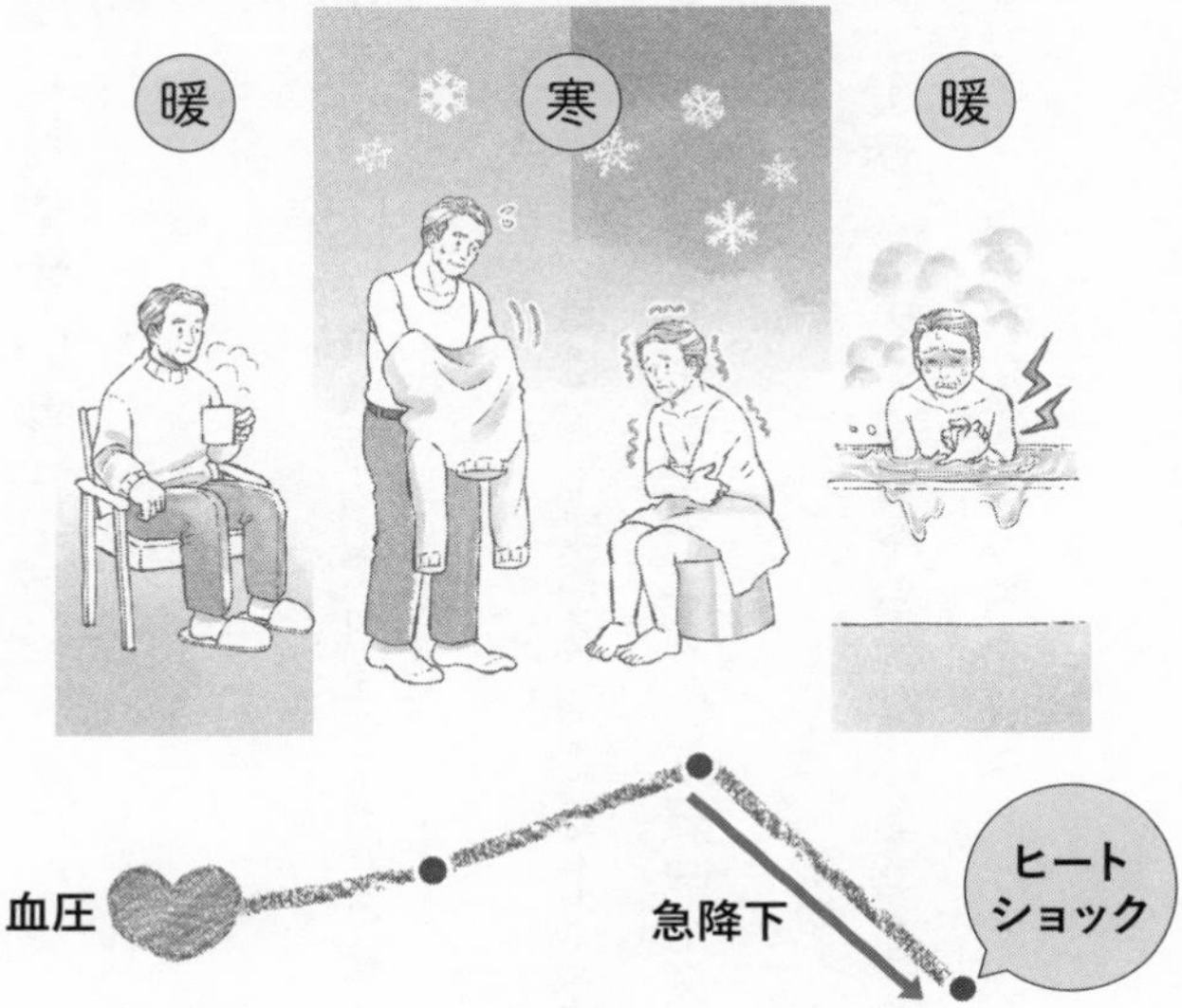

これだけはやめよう、心事故が起こりやすい性行為

心臓の弱い人に性行為は可能なのか。

時にこのような疑問に直面することがあります。性行為は脈拍や血圧を上昇させ、心臓に負担をかけるからです。

結論から申し上げますと、「可能」です。性交の運動量は、階段を3階まで上ったのと同程度。ゼロではありませんが、大きな負担にはなりません。そういう意味では、あまり心配する必要はないといえるでしょう。

ただし、なんでもかんでもOKというわけではありません。**条件や状況によっては、NGというケースも出てくる**からです。ここでは、代表的な3つの例を取り上げます。

①勃起不全改善薬を服用した状態で……

勃起不全改善薬には血管拡張作用と強心作用があります。行為中に急激な血圧低下

をまねく可能性があるので気をつけましょう。

②（男性の場合）男性上位の体位で……

腕立て伏せをしているのと同じ状態になるので、心臓に負担がかかります。無理の生じない、別の体位を検討しましょう。

③特定のパートナー以外の相手と……

非日常の行為になるため興奮度が増し、ふだんより心臓にかかる負担が大きくなります。倫理的な是非の問題は別にしても、心臓にとって芳しくないということだけは申し上げておきましょう。

第４章

こんな人は要注意！
あなたの心臓は大丈夫か

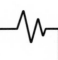

ある日、突然あなたが心臓病で倒れたら

ここまで心臓病、心不全など、いろいろな病名が出てきました。似たような名前でわかりにくくなっていると思いますので、いったん整理をしましょう。

まず「心臓病」とは、心臓の構造や機能の異常により生じる病気の総称です。高血圧は糖尿病と同様に生活習慣病のひとつでもあります。

生活習慣病は、普段の生活習慣が原因となって進行し、悪化していく病気です。そして、生活習慣病のひとつの終着点が心臓病でもあります。

そして、「心不全」とは心臓のポンプ機能が低下し、全身に血液をうまく送れなくなること。病名ではなく心臓が弱くなることで、心臓病のひとつであり、足のむくみや息切れ、疲れやすいといった症状が引き起こされます。心筋梗塞の合併症や後遺症、不整脈、高血圧、糖尿病が続いた場合などに生じます。

健康診断の「異常なし」に安心してはいけない

この心不全は、高齢者がもっとも気をつけなくてはいけない心臓病のひとつです。

高齢になると体力の低下や私生活の不自由を年のせいにしがちです。もしそれが心不全に端を発するものであったとしたら……心臓リハビリの出番です。しっかりと心臓リハビリに取り組めば取り組んだぶんだけ、老後の生活は快適なものになっていきます。

長らく心不全の主たる原因は心筋梗塞とされていましたが、医療の発達にともなっ

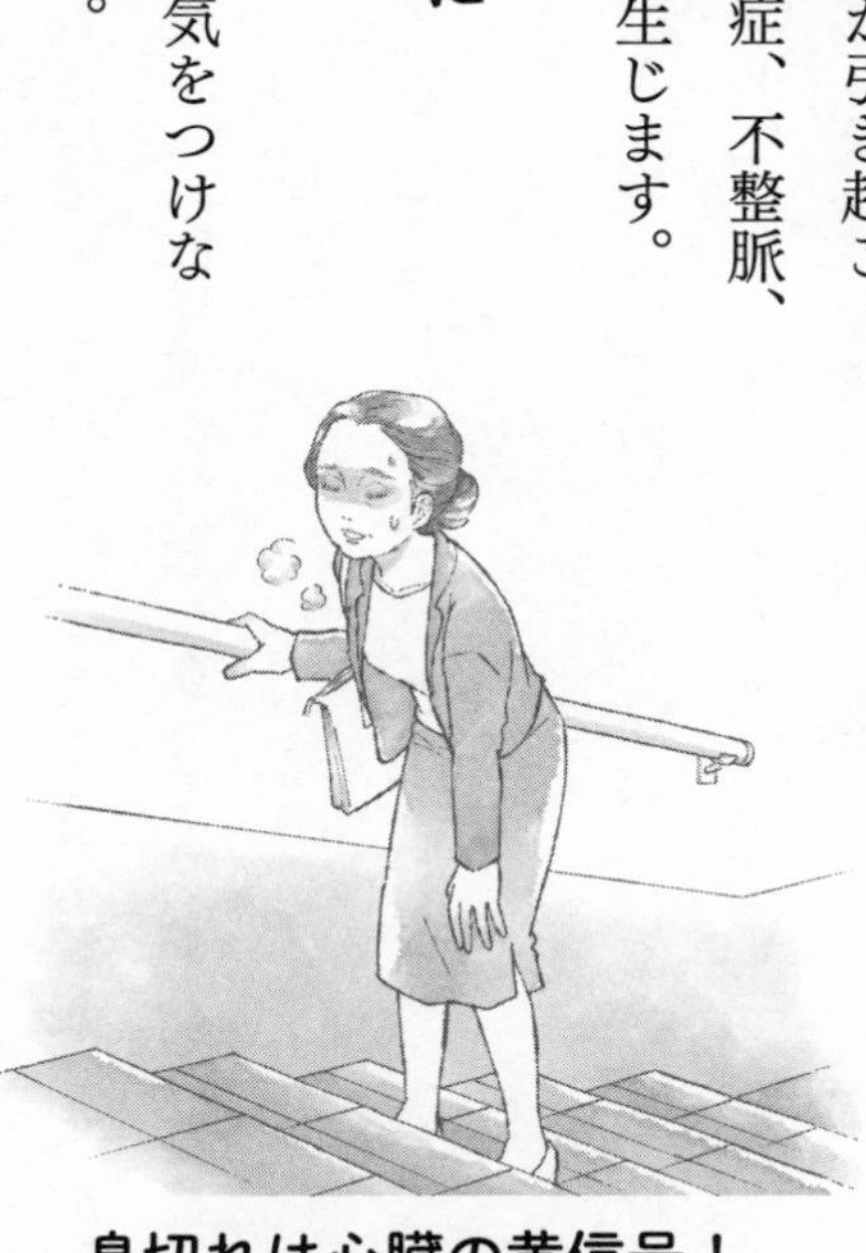

息切れは心臓の黄信号！

て心筋梗塞自体をかなり防げるようになり、その心筋梗塞が原因の心不全患者数は大幅に減りました。

一方で、**心筋梗塞の患者数が減っているにもかかわらず、心不全患者が増えるという逆転現象が、日本に限らず世界中で起こっています**。

例えば、ヘフペフ（HFpEF）と呼ばれる拡張不全（詳しくはP218で解説）は、加齢、高血圧、糖尿病、肥満などが一因となり、心筋梗塞を経過しなくても心不全になることが特徴的。

これは心不全であってもエコー検査などでは判別しにくいケースであり、「とくに心臓に異常はありません」と診察されてしまうことが少なくありません。

心臓は生まれたときから休まずに動き続けているので、年を重ねれば全身に血液を送るポンプ機能が低下していくことも必然です。まずはそのことを理解し、心臓を労《ねぎら》う意味でも積極的に心臓リハビリに励んでください。

心臓病が死亡原因の2位となったもうひとつの理由

「まだ50代だし、私にはもう少し先の話だな」

高齢者に該当しないから大丈夫。そう思った方もいらっしゃるかもしれませんが、心臓病による死者数が右肩上がりに上昇しているのは、なにも超高齢化社会だけが原因ではありません。

1981年以降、日本人の死亡原因は「悪性新生物（がん）」が1位を占め続けていますが、じつは「心疾患（心臓病）」も85年に3位から2位へと推移し、97年以降は不動の2位（95〜96年は3位）として位置づけられています。ここ70年間の推移については、P286の巻末資料「おもな死因別にみた死亡率の年次推移」を参照ください。

その背景にあるのは食生活の欧米化やモータリゼーションによる車社会化です。

便利な世の中になる一方で、生活習慣病に悩まされる人が増えているように、さまざまな環境変化が人体にもたらす影響は小さいものではありません。

また、がんや心臓病の台頭で死亡原因の3位となった「脳血管疾患」ですが、例えば脳卒中の患者さんの運動負荷試験をすると、約18％の人には脳だけでなく心臓にも異常がみられるのです。

これを重複障害といいますが、こういった研究結果が出るようになったのが今から約20年前……**つまり、脳卒中が死因とされていた人たちも心臓病に起因するものであった可能性を否めないところがあります。**

アメリカであれば脳卒中になった人の死因でいちばん多いのは心臓死です。日本でも心臓病を合併した脳卒中の人が増えている現状にありますので、国民病であることを認識し、生活習慣をしっかりと見直していく必要があるでしょう。

仕事熱心で真面目な人がはまる思わぬ落とし穴

今や心臓病は日本人の死因2位となる国民病であり、いつ、どこで、だれが突然に命を落としても不思議ない恐ろしい病気です。

私は心臓リハビリを推し進めながら、これまでに数多くの患者さんと接してきましたが、幸いなことに、心不全を理由とした心臓リハビリ患者さんの突然死に見舞われたことは一度もありません。なぜなら、心臓リハビリに取り組む前に、心臓病の患者さんすべてに心肺運動負荷試験を行い、安全で適切な強度の心臓リハビリ運動療法メニューを作成しているからです。そして、それに基づいて心臓リハビリを行ってきたからです。

一方で、心臓病の患者さんは「健康診断ではなにも問題がなかった」と語る人が多いように、**心筋梗塞や狭心症といった虚血性心疾患では胸が痛むなどの前兆がなく、**

約70%の人が突発的な症状に苛《さいな》まれるのです。

じつは私は同業の知人を2人、心不全で亡くしています。

ひとりは病院の事務長で、バリバリ働くエネルギーの塊のような人。

家にも帰らず泊まり込んで一生懸命に仕事をする……というと、今の時代では怒られてしまうかもしれませんが、良くも悪くも根が真面目な人なので、時には医師とすら喧嘩をしながら、より良い病院を目指そうとひたむきな人でした。

もうひとりは院長候補と目されていた循環器内科の医師。

その当時、私にも親身になって接してくださった先輩であり、そこの病院にはよく心臓治療のことを学びに行っていました。

そんな彼が予定していた学会に姿を現さないと思ったら、宿泊先のホテルで亡くなっているとの一報を受けたのです。まだ40代と若く、周りからも将来有望と期待されていた先生だったので、とても衝撃を受けたことを覚えています。

こういった話をすると「医療関係者なのに」と思われるかもしれませんが、むしろ「医療関係者ですら」帰らぬ人となってしまうほど、心臓は繊細な臓器ということなのです。例えば、胸が痛いといった前駆症状があれば、病院勤めをしていた人たちですから、何かしらの伝える術はあったはず。

2人の共通点は、責任のある立場で、負けず嫌いで、ハードワーカー。

医療関係に限らずとも、働き盛りのビジネスマンには、同じような性格、同じような境遇の人が多いのではないでしょうか。

「もしかしたら自分は心臓病かもしれない」

そういった心持ちでいることにも意味はあり、なにかと思い当たる節があ

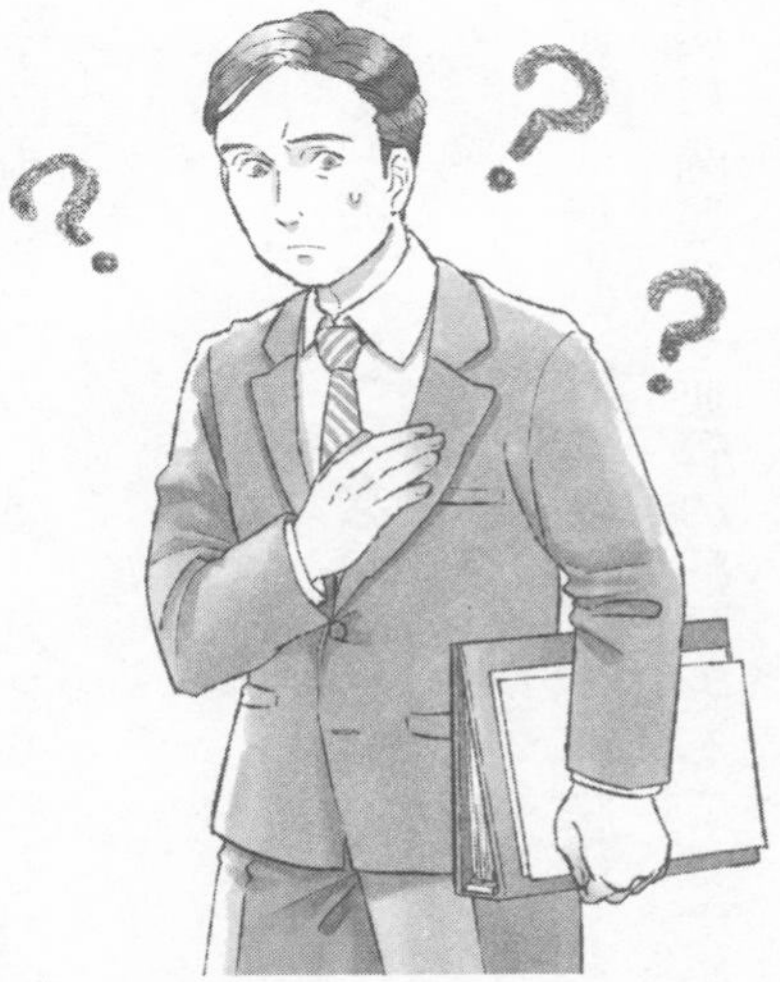

日頃から心臓のことを
気にかけよう

る人は、注意しながら生活するとともに、予防策としての心臓リハビリにも積極的に取り組んでいただきたいです。

こんな人は、いつ心臓病になってもおかしくない

ひと口に心臓病といっても、心不全や虚血性心疾患（冠動脈疾患）、弁膜症、心筋症、不整脈、先天性心疾患とさまざまで、心臓病に関連する血管の病気としては大動脈疾患や末梢動脈疾患、肺動脈疾患などが挙げられます。

狭心症や心筋梗塞などを引き起こす心臓病で代表的な虚血性心疾患は、動脈硬化やけいれん（スパズム）によって冠動脈が狭くなり、血液の流れが悪くなったり、流れ自体を止めてしまったりすることが原因です。

とくに動脈硬化は心臓病を語るうえでは避けて通れない大きな問題。

詳しくはP255で解説しますが、まずは動脈硬化を進行させる危険因子をチェッ

クしてみましょう。

危険因子は多ければ多いほど突然死を引き起こす可能性も高く、そのリスクは足し算ではなく、掛け算。つまり、危険因子がひとつ増えるごとにリスクが数倍ずつ増えていきます。例えば、ひとつの危険因子で3倍の突然死危険率だとすると、危険因子3つでは3×3×3＝27倍にまで跳ね上がってしまうのです。

年齢と家族歴以外の危険因子は自分自身のあり方によって改善できるので、ひとつ、ふたつと少しずつでもクリアにすることができれば、逆説的に生存率をグンと高めることにもつながります。

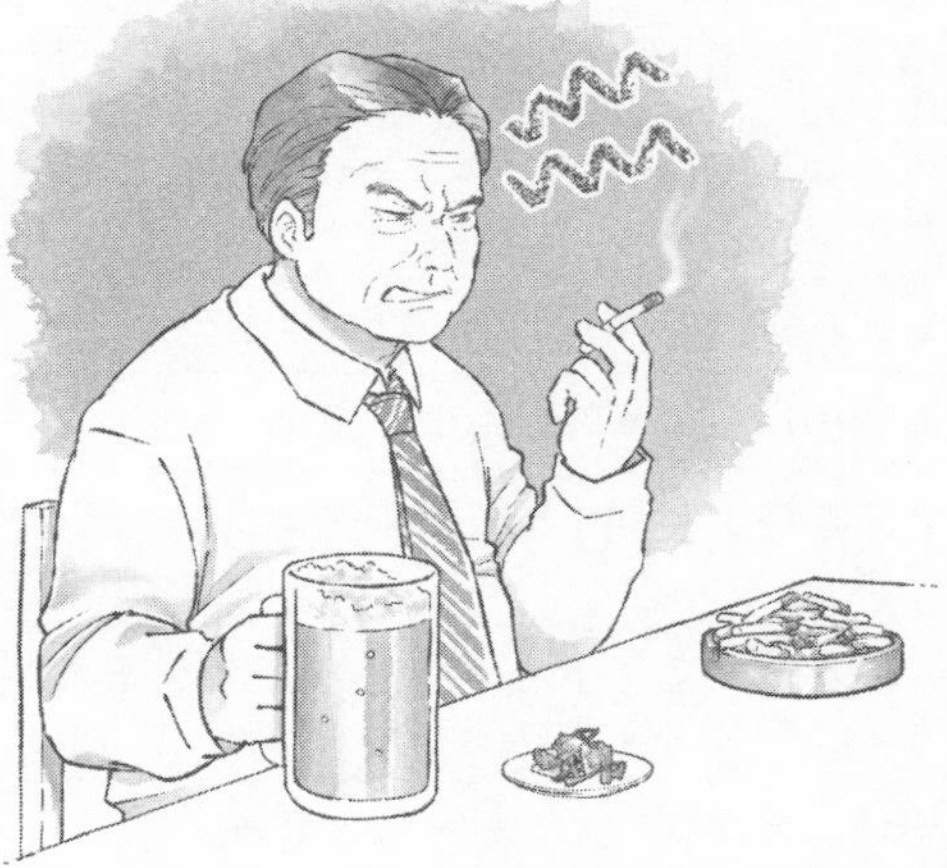

危険因子がひとつ増えるごとに
突然死するリスクは跳ね上がる

危険因子をチェックしよう

危険因子	指標	
高血圧	□	収縮期血圧：140㎜Hg 以上
	□	拡張期血圧：90㎜Hg 以上
運動不足	□	中強度（早歩きなど息切れするかしないかの境界レベルの強さ）の運動を週 150 分以上していない
喫煙	□	現在、喫煙している
糖尿病（高血糖）	□	空腹時血糖：110mg/dℓ以上
	□	ヘモグロビン A1c：6.2% 以上
脂質異常症	□	LDL（悪玉）コレステロール：140mg/dℓ以上
	□	トリグリセライド（中性脂肪）：150mg/dℓ以上
	□	HDL（善玉）コレステロール：40mg/dℓ 未満
食塩	□	1 日の摂取量：男性 8g、女性 7g 以上
肥満	□	BMI：25 以上
	□	ウエスト周囲長：男性 85cm 以上、女性 90cm 以上
飲酒	□	1 日の純アルコール量：25g 以上
高尿酸血症	□	血中の尿酸値：7.0mg/dℓ以上
睡眠時間	□	1 日の睡眠時間：6 時間未満あるいは 9 時間以上
ストレス	□	イライラする、ドキドキする、冷や汗がでるといったストレスがよくある
年齢	□	男性：45 歳以上、女性：55 歳以上
虚血性心疾患の家族歴	□	両親や祖父母、兄弟・姉妹に心筋梗塞や狭心症の人がいる

心臓に痛みが……そのとき、あなたはどうする？

胸に痛みを覚えたときに、どうするべきか。心臓に既往症があるかないかで、とるべき対応は大きく変わってきます。

これまで心臓に疾患を抱えたことがない場合は、「病院で診てもらうべきかどうか」の判断を自分で下すのは難しいでしょう。

痛みが激しく、耐えられないほどならばかえって、救急車を呼んだり、呼んでもらうよう周りに助けを求めたり、といった、とっさの対応ができます。

判断に困るのは、痛みが一時的で、しばらく休んでいたら治まったような場合です。

「ちょっと疲れただけかな」「わざわざ病院に行くほどのことでもないかな」「心配しすぎかな」「夜中なので朝まで待ってから病院に行ってみようか」などと考えて、そのままにしてしまう場合もあるのではないでしょうか。

確かに、胸に痛みを覚えたからといって、それが必ず「心臓疾患のサインだ」というわけではありません。放置したまま忘れてしまう程度の痛みであれば、問題ないことがほとんどです。

ただ、繰り返し胸の痛みを覚えたり、痛みが止まらなかったり、日常生活が難しいほどに痛みが強かったりする場合には、心臓に既往症がなくても、病院で診てもらうことをおすすめします。

仮に痛みがひどくなかったとしても、心配なようであれば、やはり病院で診てもらいましょう。次項でもお話ししますが、「病気かもしれない」というストレスがかえって、体にとって負担となります。

「胸の痛み」は、ただそれだけで診断の対象となります。「この程度で病院に行ってもいいのかな」なんて考える必要はありません。堂々と受診しましょう。

既往症がある場合、痛みを覚えたら即、救急車を

一方、心臓に既往症がある方が胸の痛みを覚えた場合は、急を要します。ただちに救急車を呼ぶか、周りの人に助けを求めましょう。

とくにコロナ禍以後、「救急車が足りない」「医療が逼迫《ひっぱく》している」というメッセージをよく見聞きするようになったからか、救急車を呼ぶのをためらう人が増えています。

しかし、現に心臓に既往症を持ち、胸に痛みを覚えている場合、これは明らかな緊急事態です。何も遠慮することはありません。一刻も早く救急車を呼びましょう。

救急車を呼ばなかったばかりに取り返しがつかなくなったのが、私の叔父です。もともと高血圧を患っていた叔父は、夜中の3時ごろ、胸に激しい痛みを覚え、家族にも伝えたのですが、「我慢できない痛みではないから」と救急車を呼ばず、夜が明けたら病院に行こうと再び床についたそうです。

しかし朝がきたときにはもう、叔父は帰らぬ人となっていました。結果として、叔父が覚えた激しい胸の痛みは、心筋梗塞のサインだったのです。

心疾患を抱えている人が胸の痛みを覚えた場合、心臓になんらかの異常が起きているおそれがあります。一時的に痛みが治まったとしても、再度大きな痛みが訪れ、それが致命的なものになる可能性もあるのです。

胸の痛みを覚えたときにはすぐ、救急車を呼んでください。

もしも胸に痛みを覚えたら…

心臓に既往症は？	
YES ▼	NO ▼
周りの助けを呼び、ただちに救急車を！	一時的なもので、休んだら治った場合 ▼ **ひとまず様子見** / 「繰り返し痛む」「痛みが止まらない」「日常生活がつらいほどに痛む」場合 ▼ **すぐに病院を受診**

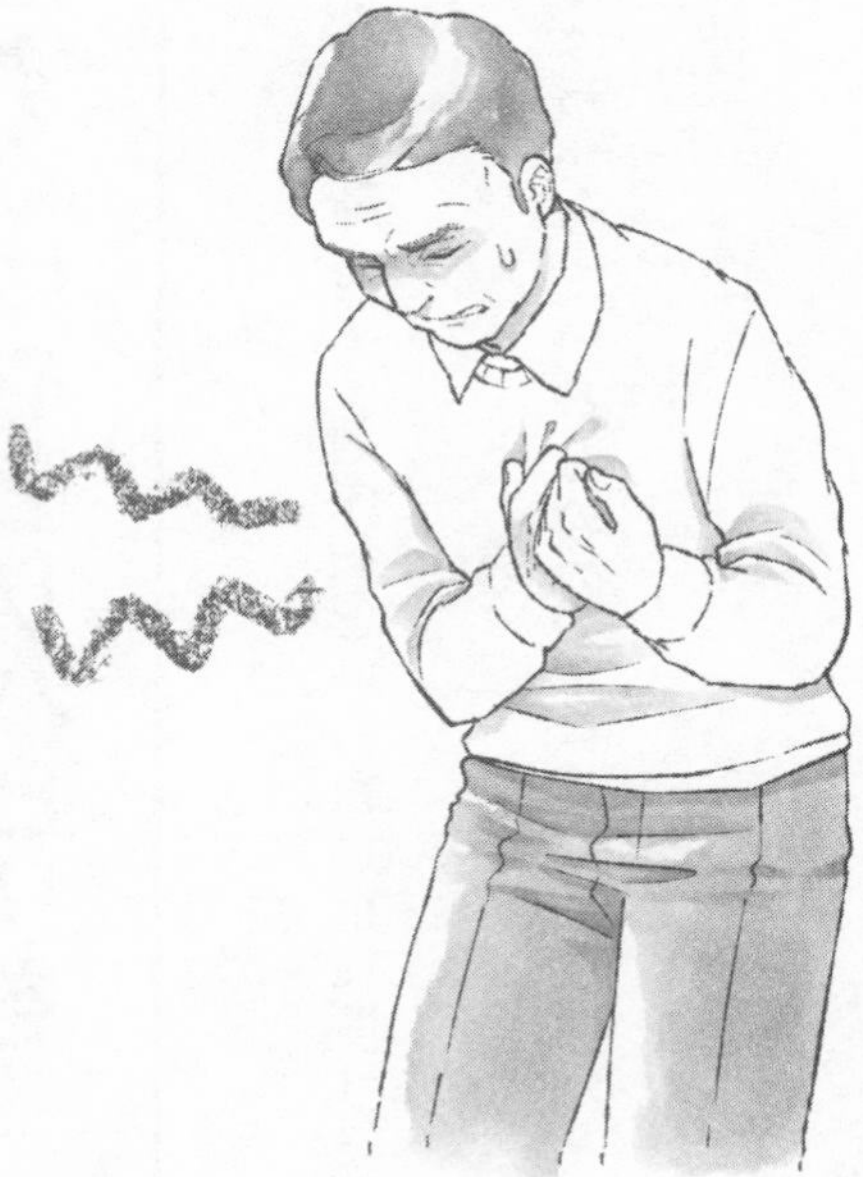

「胸の痛み」が続くようなら一刻も早く病院に！

高血圧や糖尿病の方は要注意！ ドキッとした方はすぐに心臓リハビリを

みなさんの多くは、生活しているなかで高血圧や糖尿病といった病症に関する話を、よく耳にするのではないでしょうか。

ただし、なんとなくダメなものとはわかっているものの、「なぜダメなのか？」を正確に理解している方は少ないと思います。

例えば、心臓病のなかでも代表的な心不全。これは心臓にとってもっとも重要な役割である全身に血液を送り出すポンプ機能が低下することを指しますが、その心不全は進行度によって次の４つのステージに分類されます。

心不全の進行度

ステージA
心臓病の危険因子（高血圧、糖尿病、脂質異常症など）がある

ステージB
なんらかの心臓病（心筋梗塞、心筋症、不整脈など）がある

ステージC
心不全の症状（息切れや足のむくみなど）が出現する

ステージD
治療が困難となる

このように高血圧や糖尿病は心不全のステージAとして位置づけられており、将来的に心不全として進行する予備軍であると定義されています。

高血圧は心臓に余計な負担を強いてしまう

血圧は測定する場所によって基準値が異なります。多くの場合に指標とされる「収縮期血圧：140㎜Hg以上」「拡張期血圧：90㎜Hg以上」というのは、医療機関など

の診察室でのもの。ふだんより緊張することを考慮して少し高めの数値に設定されています。

一方、リラックスした環境で測定できる自宅などでは「収縮期血圧：135㎜Hg以上」「拡張期血圧：85㎜Hg以上」が高血圧の基準値となります。

血圧というのは心臓が全身に血液を送り出すときのパワーです。

一見すると、パワーが強いことは悪くないように感じますが、**血液を循環させるために正常な人よりも多くの圧力を掛けなければならず、心臓に余計な負担を強いている**……そう考えることができれば、問題点がみえてくるでしょう。

心臓も筋肉でできていますので、強く働かせれば働かせるほど柔軟性がなくなり、やがて左心室の拡張機能障害を引き起こすほどに硬くなってしまいます。

高血圧は心臓病における最大の危険因子であり、日本では年間約10万人が高血圧によって死亡していることを覚えておいてください。高血圧の要因となる肥満や塩分の摂りすぎに目を向け、ダイエットや減塩食に努めましょう。

糖尿病による合併症は自覚症状なく進行する

人が生きていくうえで食事を欠くことはできません。

ごはんやパン、果物といった炭水化物を多く含む食べものはエネルギーとなりやすく、消化吸収される際に血液のなかでブドウ糖（血糖）へと変わります。

どんな人でも食事をすると血糖値は上がりますが、健康な人であればインスリンが働いて2時間もすれば正常値へと戻っていきます。

しかし、糖尿病になるとインスリン分泌が遅れたり、少なくなったり、あるいはインスリンの効きが悪くなるため、うまく血糖値を下げることができなくなります。

原因としては遺伝的なものもありますが、多くの場合は食べすぎ、飲みすぎ、運動不足、喫煙習慣といった生活習慣が関与しています。

糖尿病になるとブドウ糖が
コントロールできなくなる

正常

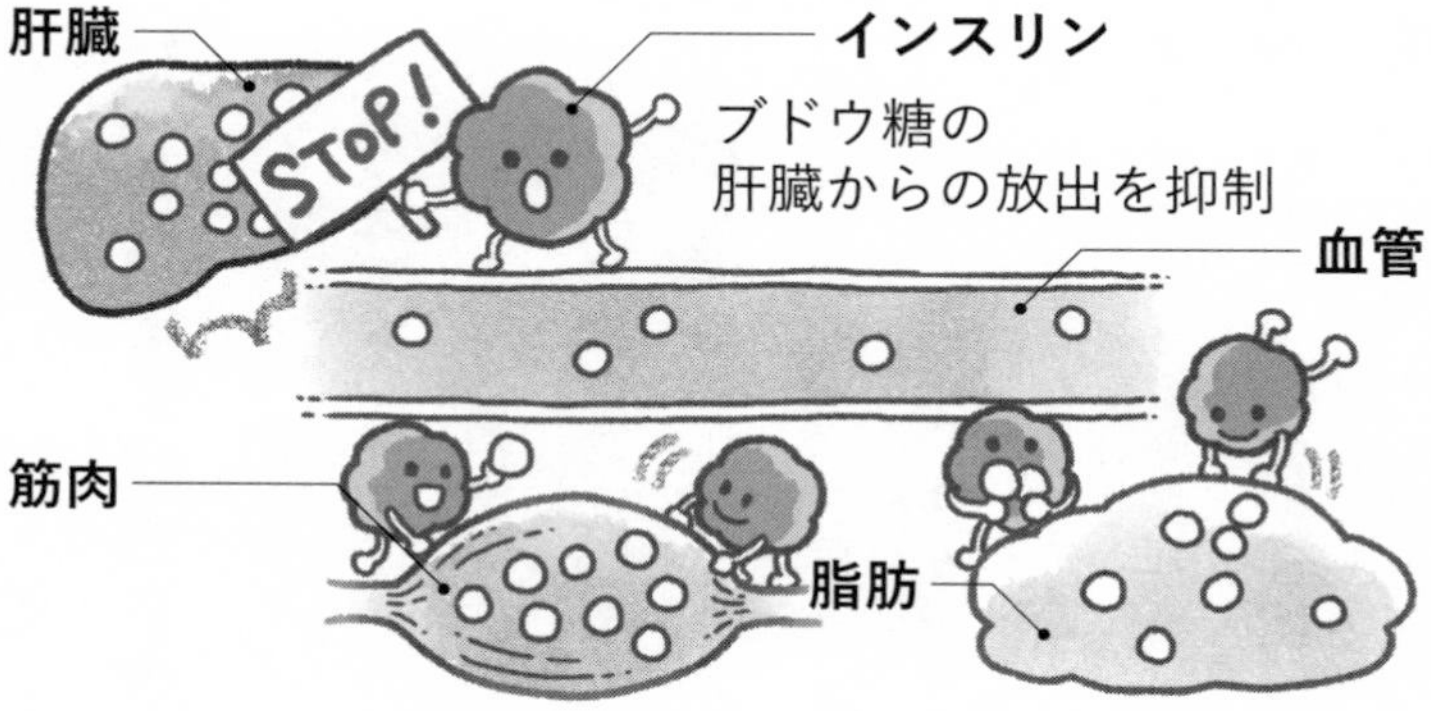

筋肉や脂肪にブドウ糖を取り込む

糖尿病

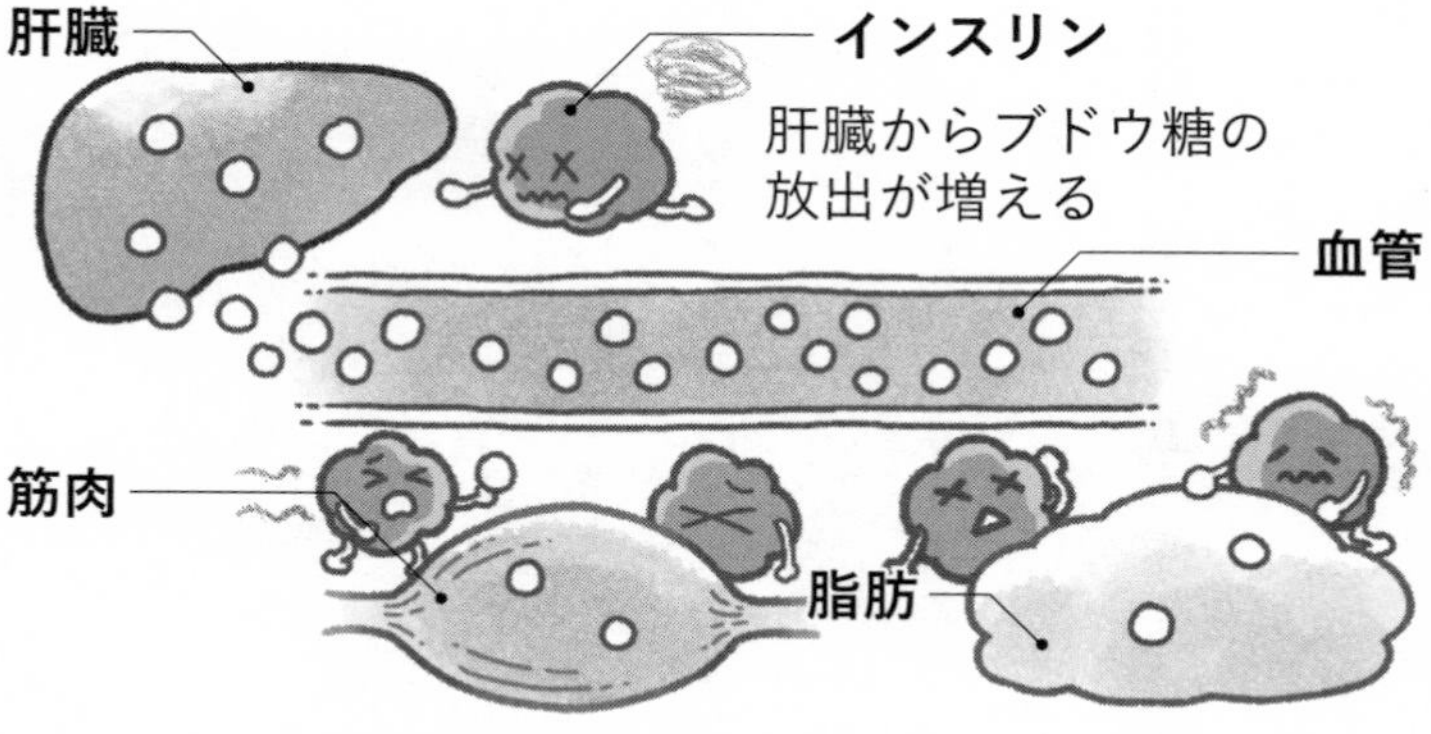

筋肉や脂肪にブドウ糖が取り込まれない

最近は食後に血糖値が急上昇あるいは急降下する人が増えてきました。この血糖値の乱高下を「食後高血糖（血糖値スパイク）」といいますが、インスリンを分泌する膵臓に大きな負担がかかり、糖尿病を誘発させることになります。

糖尿病の恐ろしいところは無自覚で合併症が進行していくこと。

糖尿病三大合併症である「網膜症」「腎症」「神経障害」は全身の細い血管が、そして「心筋梗塞」「脳梗塞」といった命も危ぶまれる病気は全身の太い血管が、障害されることによって引き起こされます。

血糖をコントロールして糖尿病による合併症や進行を予防することが、ひいてはさまざまな心臓病の発症を予防することにもなっていくのです。

あなたは大丈夫？ 肥満だけでなく、やせすぎも大きな問題

第二次世界大戦の終結を機に、日本人の食生活は大きく変わりました。そして、生活環境が安定したことにともなって増えていったのが肥満です。とくに男性は戦後から肥満指数（ＢＭＩ）が右肩上がりに上昇し続けており、そのなかでも40代と50代は約４割の人が肥満に数えられるほどです。

肥満は万病のもと――メタボリックシンドロームでも脂質異常症や高血圧、高血糖が危険因子とされていますが、これは同時に心臓病の危険因子でもあります。

ちなみにメタボリックシンドロームとは、内臓脂肪型肥満に加えて危険因子が２つ以上重複した状態のこと。**それぞれの危険因子が軽症であったとしても、内臓脂肪型**

肥満があると虚血性心疾患（狭心症や心筋梗塞）や脳卒中の危険度を飛躍的に高めることがわかってきました。

改めて「肥満とは何か」を説明しますと、おもに人間の体を構成する水分、たんぱく質、脂質、ミネラル、糖質のうち、脂質の割合が多すぎる状態のことを指します。

世界的にはBMI30以上で肥満とされますが、日本を含む東アジアと南アジアにおける判定指標はBMI25以上です。

この違いは、日本人を含むアジア圏の人たちは、食事によって摂取したエネルギーを皮下脂肪でなく、内臓脂肪として溜めやすい傾向にあることに起因します。

肥満には皮下脂肪が多い「皮下脂肪型肥満」と内臓脂肪が多い「内臓脂肪型肥満」がありますが、多くの研究結果から内臓脂肪型肥満のほうが病気を引き起こしやすく、身体に及ぼす悪影響も強いことがわかりました。

そのため肥満の基準も日本人の性質を踏まえて厳しく設定されています。

肥満は加齢や喫煙、脂質異常症、高血圧、糖尿病などとは独立した虚血性心疾患の

肥満度合とメタボの有無を
チェックしてみよう

BMIの計算式

$$\mathrm{BMI} = \frac{\text{体重（kg）}}{\text{身長（m）} \times \text{身長（m）}}$$

BMI	
低体重（やせ）	18.5 未満
普通体重	18.5 以上 25.0 未満
肥満（1 度）	25.0 以上 30.0 未満
肥満（2 度）	30.0 以上 35.0 未満
肥満（3 度）	35.0 以上 40.0 未満
肥満（4 度）	40.0 以上

メタボリックシンドローム

❶ 内臓脂肪型肥満	ウエスト周囲長：男性 85cm 以上、女性 90cm 以上

＋

❷ 脂質異常症	トリグリセライド（中性脂肪）：150㎎/dℓ以上かつ／または HDL（善玉）コレステロール：40㎎/dℓ未満
❸ 高血圧	収縮期血圧：130㎜Hg以上かつ／または拡張期血圧：85㎜Hg以上
❹ 高血糖	空腹時血糖：110㎎/dℓ以上

▼

**❶＋❷〜❹のうち 2 つ以上が該当すると
メタボリックシンドローム**

危険因子であることを理解し、その改善に取り組まなければなりません。

長期入院後の心臓リハビリは超効果的

最初にお断りしておきますと、肥満は決して推奨されるべきものではありません。

しかしその一方で、虚血性心疾患の二次予防患者を対象としたメタアナリシスでは、非肥満に比べて肥満が良好な予後を示していることも事実です。

これは非常にトリッキーなので勘違いしないよう注意していただきたいのですが、あくまでも重度の心臓病患者さんの再発予防に限定した場合の話となります。

例えば、長いあいだ入院すると、筋肉はどんどん落ちますし、体重もガタガタに減ってしまうので、意識して積極的に太らなければなりません。

これは心臓病だけでなく、尿たんぱくの出ている慢性腎臓病患者やCOPD（慢性閉塞性肺疾患）患者でも〝体重が減ると寿命が縮む〟といわれているほどです。

とくに高齢者は食欲が落ちるとサルコペニア（全身の筋肉や身体機能が低下した状態）やフレイル（心身の活力低下）を引き起こす恐れがあるので、食事や運動による心臓リハビリの習慣を心がけてください。

太りすぎと同様に、やせすぎというのも大きな問題です。

病気に対する免疫力の低下、心臓病の再発率や心不全による死亡率の上昇を考えても、心臓病になった方のやせすぎは医師として看過できません。

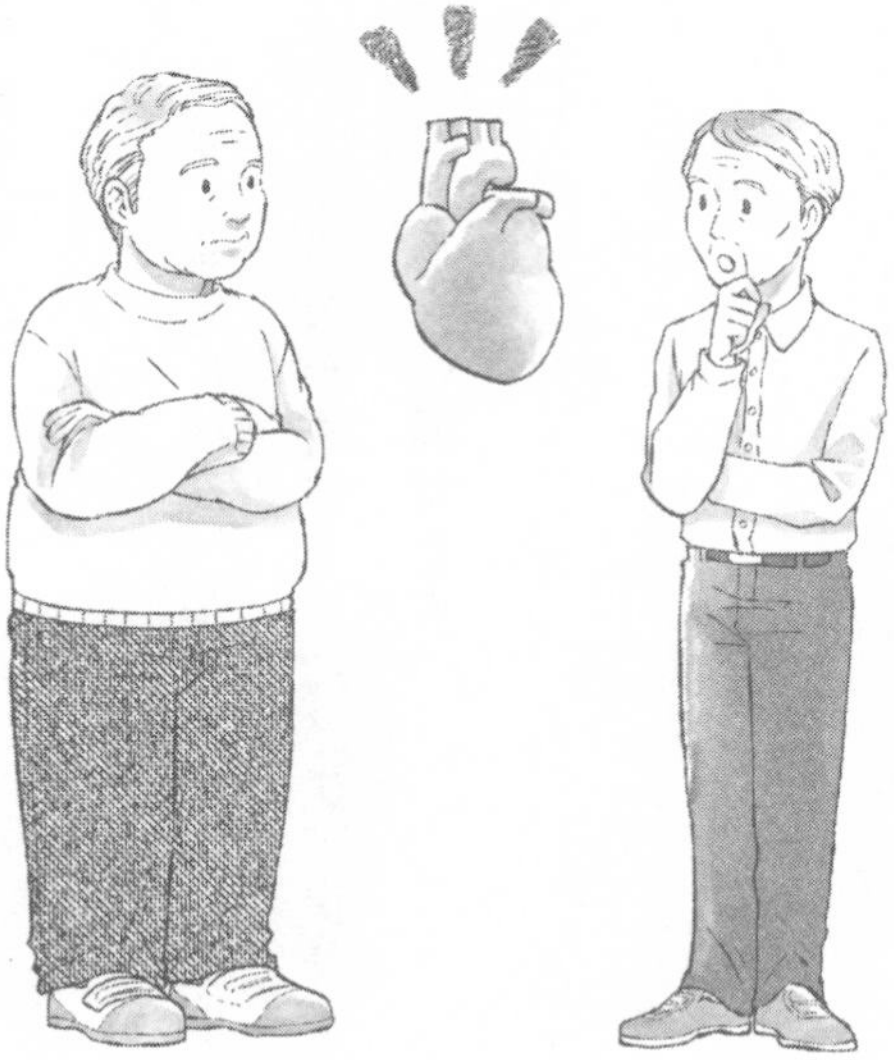

太りすぎはもちろんのこと
やせすぎも心臓病では要注意

性格によって傾向が異なる心臓病になりやすいタイプの人とは?

心臓病の治療法を確立させるだけでなく、病気そのものを根本から解決させるために、心臓病患者の性格や行動パターンは古くから研究されてきました。おもなタイプを紹介していきましょう。

タイプA……真面目で向上心や責任感が強く、自分を駆り立てる性格
タイプB……穏やかで落ち着いた性格
タイプC……几帳面で真面目な性格
タイプD……対人関係において不安を覚えやすい寡黙な性格

あなたはいくつ該当しますか

□	ささいなことで過度に騒ぎ立ててしまう
□	対人関係で引っ込み思案になりやすい
□	不幸せだと感じることが多い
□	物事を悲観的に見てしまう
□	イライラしやすい
□	よく機嫌が悪くなる
□	感情表現が苦手だ
□	落ち込みやすい
□	なにかと心配事が絶えない
□	なるべく他人とは距離を置きたい
□	会話でその場にふさわしい話題が思いつかない

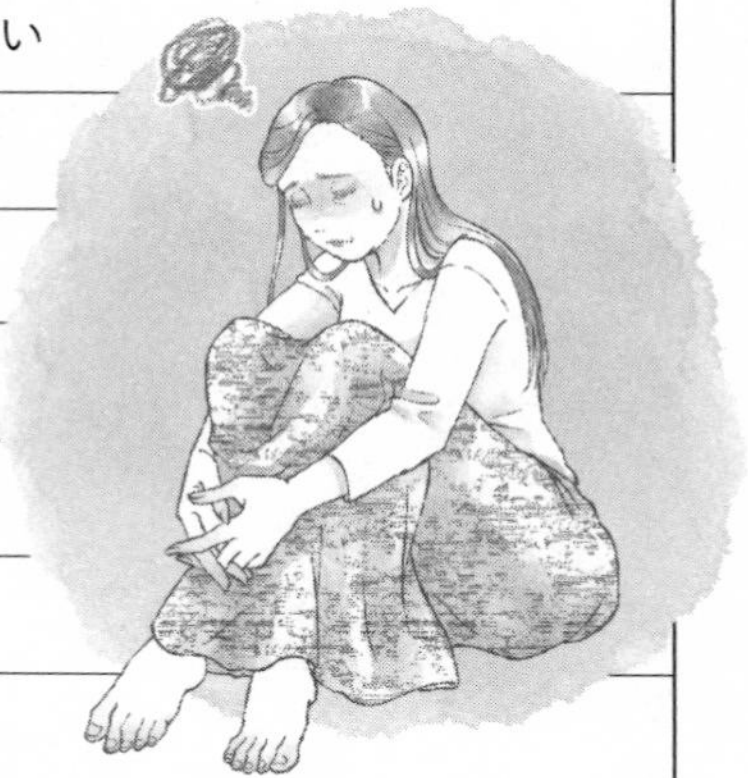

出典：The Japanese Journal of Health Psychology 2015, Vol. 27, Special issue, 177–184

３つ以上チェックがついたら、あなたはタイプＤです。個人差はありますが、心臓病のリスクが大きいと注意しておくといいでしょう。

まずは、これらのタイプが存在することを頭に入れておいてください。それぞれに傾向や特徴があります。

では、どういった人が心臓病になりやすいのか？ファーストインプレッションで考えてみてください。おそらく、こうだろうなという答えは、頭の中でイメージできているはずです。もしかしたら、あなた自身がそれに近いタイプという場合もあるでしょう。

今までは、真面目で向上心や責任感が強く、自分を駆り立てる性格（タイプA）の人が虚血性心疾患の発症率が高いとされてきました。

とくにタイプAのなかの怒りや攻撃性、敵意といったものが、最も心臓病の発症に関連するといわれています。

しかし、こと日本人においてはタイプAが心臓病の危険因子ではないと考えられており、**近年の研究結果では、ネガティブ感情の自覚が強く対人関係において不安を覚**

える寡黙なタイプ（タイプD）が心臓死と心筋梗塞再発の予測因子であると注目されています。また、同調圧力が強いとされる日本人の抑圧型対処行動も心臓病に関連するとの見方があります。

ほかにも「配偶者がなく、信頼できる友人もいない心臓病患者は、そうでない患者と比較して5年間の死亡率が約3倍」といった報告もされていました。このような研究結果は、社会的支援も心臓病の予後関連因子のひとつであることを示唆しているでしょう。

ちなみにタイプBは穏やかで落ち着いた人。タイプCは几帳面で真面目な人です。個人差はありますが、タイプBの性格はストレスが少ないといわれています。

あの手この手を駆使して
ストレスを溜め込まない工夫を

今の日本は経済成長や科学技術の発達にともない、ひと昔前とは比べものにならないくらいに人々が便利で快適に過ごせる環境へと変わりました。

その一方で、現代社会は〝ストレス社会〟ともいわれるように、誰もが何かしらのストレスを抱えながら毎日を生きています。

ストレスは心臓病の発症とも密接な関係にあり、例えば２０１１年に起きた東日本大震災直後は、心不全や虚血性心疾患の患者数が有意に増加しました。

とくに心不全は慢性期においても発症する割合が高く、被災地におけるＰＴＳＤ（心

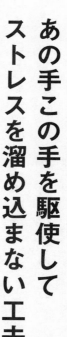

的外傷後ストレス障害）を鑑みても、身体的あるいは精神的ストレスによる交感神経の過剰な活性化が、心不全の発症に深くかかわると考えられます。

仕事や家庭、対人関係などの心理社会的因子によるストレスも、多くの研究成果から近年は危険因子として知られるようになりました。

ストレスが心臓病とのかかわりを示す理由のひとつとして、副腎でつくられるホルモンの分泌を高める効果が挙げられます。

そのなかでもカテコールアミンと称される副腎髄質ホルモンが過剰になると、心拍や血圧を上昇させ、心筋の収縮力が高まり、時として冠れん縮性狭心症を生じさせることもあるのです。

自覚症状としては過度な発汗や動悸、頭痛などが起こるほか、精神的に興奮することでパニックに襲われたような感覚に陥りやすい、という傾向もみられます。

また、**ストレスによって血液中のコレステロールや血小板数が増えると、動脈硬化**

や不整脈を起こしやすくなるので、さまざまな理由からストレスは心臓病の発症あるいは再発症の引き金になるものといっても過言ではありません。

全力で楽しむことが心臓病の予防になる

前項のチェックリストでも示したとおり、日本人においてはタイプDに該当するパーソナリティの人が心臓病になりやすいと目されています。

「物事に対してほとんど興味がない」
「将来が不安で絶望的な気持ちになる」
「目標とするものがなく生きる気力がない」

こういったネガティブな感情を抱きやすい人はストレスを溜め込みやすく、心臓病における予後との関連を調べてみても、その死亡率が高いとされています。

性格や感情に端を発するストレスは、他人に指摘されてすぐに治るものではありませんが、だからといって放置していいものでもありません。

ストレスによって生活リズムが乱れると、喫煙や飲酒量の増加、過食、睡眠過不足などを引き起こしますが、これらはすべて心臓病の危険因子になります。

悪い生活リズムは新たなストレスを生み、そのストレスがまた危険因子を増幅させる――この負のスパイラルは本当にやっかいです。

解決の糸口はいたってシンプル。まずはなんでもいいので楽しめることを見つけてください。そして、全力で楽しんでください。

ストレスは「溜まる」と表現されるように、少しずつ解消させていかないと、ふとした拍子に取り返しのつかない状態となって崩れ落ちてしまいます。

ほかにも高齢者の場合は、仕事を退職してひとりの時間が増えたり、配偶者や友人と死別したり、社会的に孤立したりすることも多くなりますが、この**社会的孤立も心臓病の危険因子となる可能性が高いと考えられています。**

何か新しいことを始めたり、地域の趣味サークルに参加したり、若い人と積極的に

ストレスはこうやって負のスパイラルを起こしていく

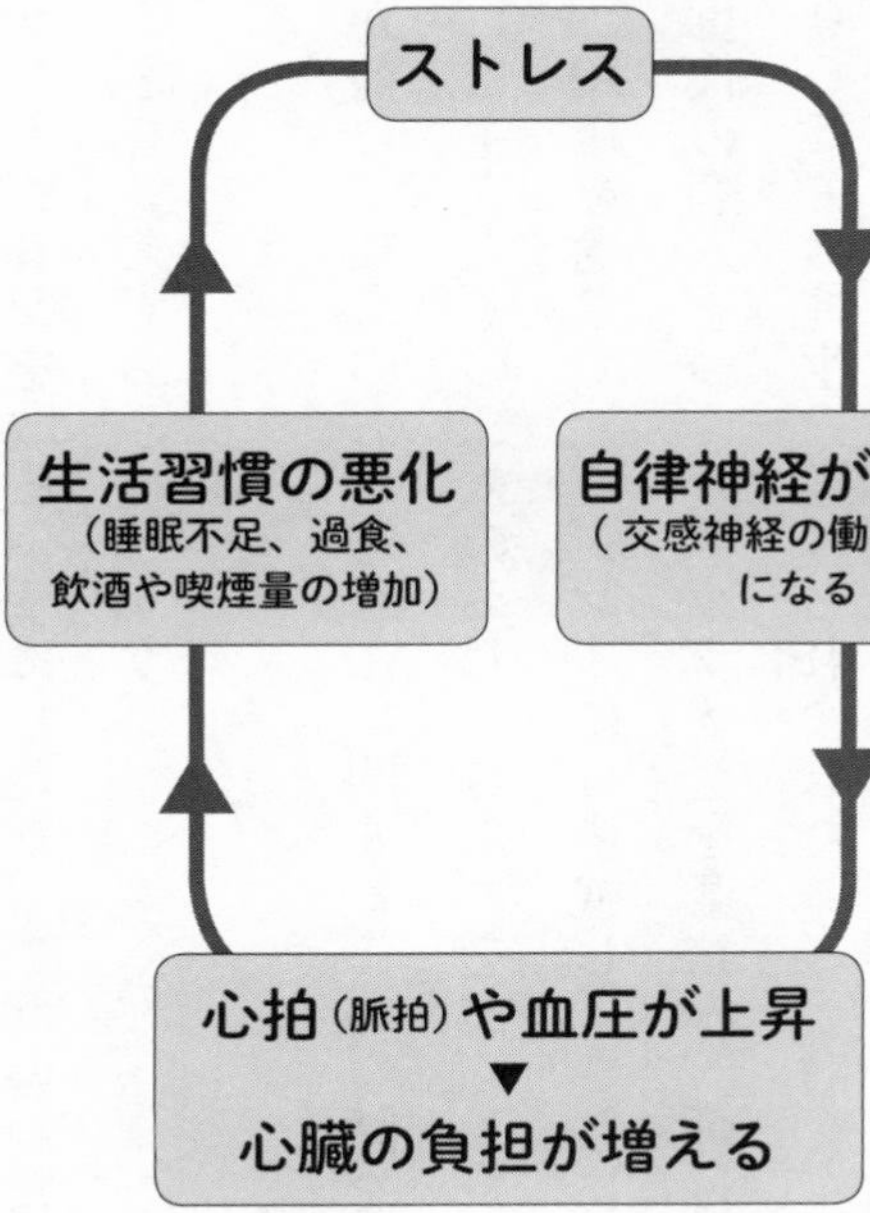

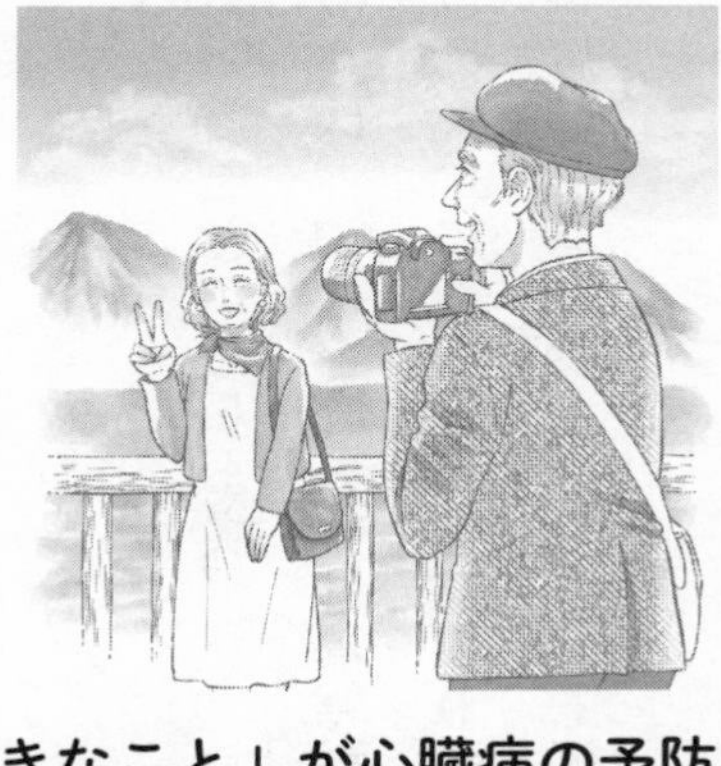

「好きなこと」が心臓病の予防になる

コミュニケーションを取るようにしたり、こういったささいなことでも心臓病の予防になることを覚えておきましょう。

何年か前に、知人のおばあさんに関するこんな話を聞いたことがあります。早くにご主人（その知人のおじいさん）を亡くした彼女は、60歳を過ぎて日本舞踊を始め、70歳を過ぎて社交ダンスにも挑戦し、さらにはお互いに配偶者に先立たれている同世代の恋人をつくり、カラオケを楽しみ、毎日適度にお酒をたしなむ生活を送り、106歳で大往生を遂げられました。

死因は老衰で、心臓のトラブルを抱えた経験はなし。認知症にもならなかったそうです。

そんな彼女は、おそらく「ストレスを溜め込まない天才」だったのでしょう。だから、心臓病とは無縁のまま、長生きすることができたのだと思います。

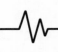

心不全は誰にでも起こる、これを肝に銘じよう

生まれた瞬間から一度たりとも休むことなく、身体の隅々にまで血液を巡らせるためのポンプとしての役割を果たしているのが心臓です。

もっとも、母親の妊娠5週〜6週ごろには、すでに赤ちゃんの心音を確認できるでしょう。

この心臓のポンプ機能がなんらかの原因で弱まり、身体中にじゅうぶんな血液を送り出せなくなった状態を「心不全」といいます。

ちなみに、日本循環器学会では「心不全とは、心臓が悪いために、息切れやむくみが起こり、だんだん悪くなり、生命を縮める病気」と定義しています。

ちょっとした階段や坂道で息切れしたり、それまで簡単にできていたことでも疲れやすくなったり、咳や息苦しさで眠れなかったりすることが特徴です。

一般的に心不全は進行する病気で、いったん悪化し始めると治りません。

その原因には、高血圧や弁膜症、心筋梗塞、心筋症、不整脈などがあり、これらが悪化することによって心不全へと進行していきます。つまり、これらの心臓病を治療によって取り除くか、あるいは心臓への負担が軽くなるようにしない限り、心不全は悪化の一途をたどってしまうのです。

なお、息切れや足のむくみ、動悸などの自覚症状に加えて、次のような兆候がある場合は心不全悪化のサインです。速やかに医療機関を受診してください。

最近増えてきた新しいタイプの心不全とは？

病気でなくとも、加齢にともなって心臓の動きは弱くなります。

どの程度まで心臓が老化しているかを確認する方法として主流なのはエコー検査。心臓のポンプ機能が衰えていれば、その動きも小さく、鈍くなっていることがわかります。

心筋梗塞は心筋が壊死して、心臓の一部がまったく動かなくなっている状態ですので、エコー検査をすれば一目瞭然です。

これまで心不全を引き起こす最たる理由は心筋梗塞とされてきました。

しかし、最近では医療技術も進歩し、心筋梗塞自体を防げるようになったことで、心筋梗塞から心不全へと移行する患者さんは大幅に減少しています。

その一方で、増加傾向にあるのが、高血圧や糖尿病、加齢に起因する心不全。心臓の動きが悪くなっていないどころか、むしろ健康そのものであるにもかかわらず、心不全の症状を発症する人が増えてきました。

心臓にはポンプ機能としての役割が大きく分けてふたつあります。

ひとつは全身に血液を送り出すための収縮機能。もうひとつは全身から戻ってきた血液を取り込むための拡張機能。

従来の心不全はヘフレフ（HFrEF）と呼ばれる収縮不全が問題視されていましたが、**現在では高齢者を中心とした心不全患者のうちの半数が拡張不全を原因としたヘフペフ（HFpEF）と診断されています。**

見逃してはいけない心不全悪化のサイン

❶ 体重が1週間に2kg以上（3日で1kg以上）増加している

❷ 安静時収縮期血管が20mmHg以上、上昇または下降している

❸ 安静時心拍数がふだんより10拍／分以上、上昇している

心不全を見逃さないために知っておきたい２つの症状

ヘフレフ（収縮不全）

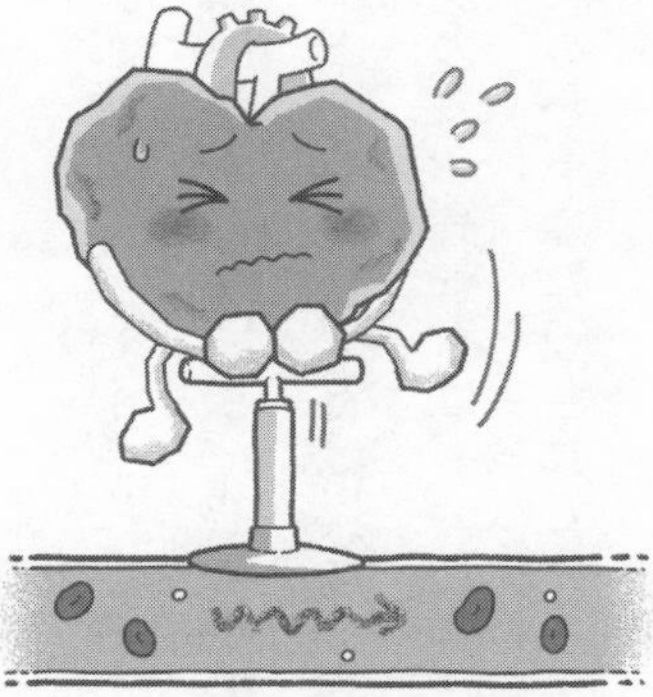

血液を送り出す力が弱い

ヘフペフ（拡張不全）

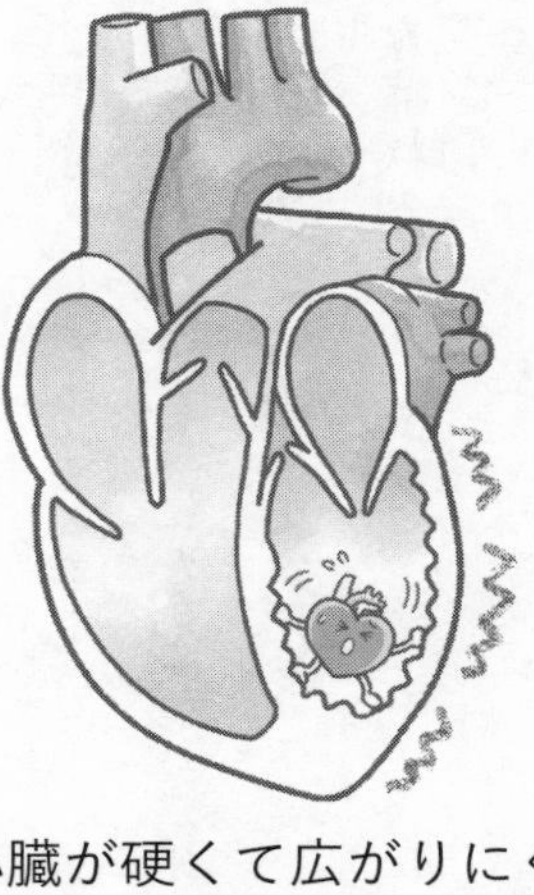

心臓が硬くて広がりにくい

ヘフペフは心臓が硬くなって広がりが悪いため、たくさんの血液を心臓に集めることができません。よって心臓がしっかり動いているにもかかわらず、そもそも身体中に送り出すための血液が足りていない状態になってしまうのです。

今では心臓が元気でも心不全になる——そういった理解が広がってきました。

高血圧や糖尿病が危険因子、心不全のステージAとみなされるようになった背景には、ヘフペフという今までとは異なる心不全が確立されたことにあります。

生活習慣病の人や高齢者は、いわゆる胸痛のような症状がなかったとしても、ヘフペフといわれる心不全に侵されているかもしれません。

そうならないためにも、元気なうちから心臓リハビリに取り組むことが大切なのです。

第５章

100歳まで元気な心臓でいるために知っておきたいこと

Q そもそも心臓って何をしているの？

A これまでは心臓病に重きを置いて「心臓の大切さ」を繰り返し話してきましたが、本章では改めて「心臓とは？」という心臓の基礎知識について、その働きを中心に紹介していきましょう。

まず、心臓の重さは200〜300g、大きさは握りこぶし程度で、胸の中心より少し左側に位置しています。

「なぜ心臓は左側にあるのか？」

心臓の位置に関するメカニズムははっきりしておらず、約5000人に1人の頻度で心臓が右寄りにある「右胸心」の方もいます。この場合、ほかの腹部内臓も逆位になっていることが多く、すべての内部臓器が鏡像を示すように配置されていますが、機能的にはなんの問題もありません。

一生涯でなんと約20億回も拍動！

心臓は「心筋」という筋肉であり、**心筋が収縮して心臓の内腔が小さくなったり、弛緩して心臓の内腔が大きくなったり、ポンプのような働きをすることによって心臓に溜めた血液を全身に送り出すことができます。**

この拍動を1分間に約60〜80回、1日にして約10万回繰り返していますが、一生涯で考えたらその回数は約20億回。休まずに働き続けている心臓には頭が下がる思いです。

心臓には4つの部屋があり、それぞれ右上を右心房、右下を右心室、左上を左心房、左下を左心室といいます。簡単にいえば、心房は心臓に入ってきた血液を受け取る場所、心室は心臓から血液を送り出す場所と考えてください。

血液を全身の各器官や細胞に巡らせる理由は大きく分けて2つあり、ひとつは栄養分と酸素を届けること。もうひとつは二酸化炭素や不要物の回収です。

血液は「肺→左心房→左心室→全身→右心房→右心室→肺→左心房……」の順で循環し、酸素と二酸化炭素の交換は肺で行われています。

ちなみに、左心室と右心室には入り口と出口に、それぞれ僧帽弁《そうぼうべん》、大動脈弁、三尖《さんせん》弁《べん》、肺動脈弁があり、この4つの弁があることによって血液の流れは一方方向に保たれ、逆流することも防がれています。

心筋が血液を送り出すポンプとしてしっかりと働くためにはじゅうぶんな栄養と酸素が欠かせません。それらを含んだ血液を心臓に供給する血管が、回旋枝《かいせんし》と前下行枝《ぜんかこうし》に分かれる左冠動脈、そして右冠動脈です。この2本の冠動脈が心臓にとって大切なパイプラインとなっています。

心臓リハビリを行うのは、これらの働きの正常化を促すためです。

心臓の構造

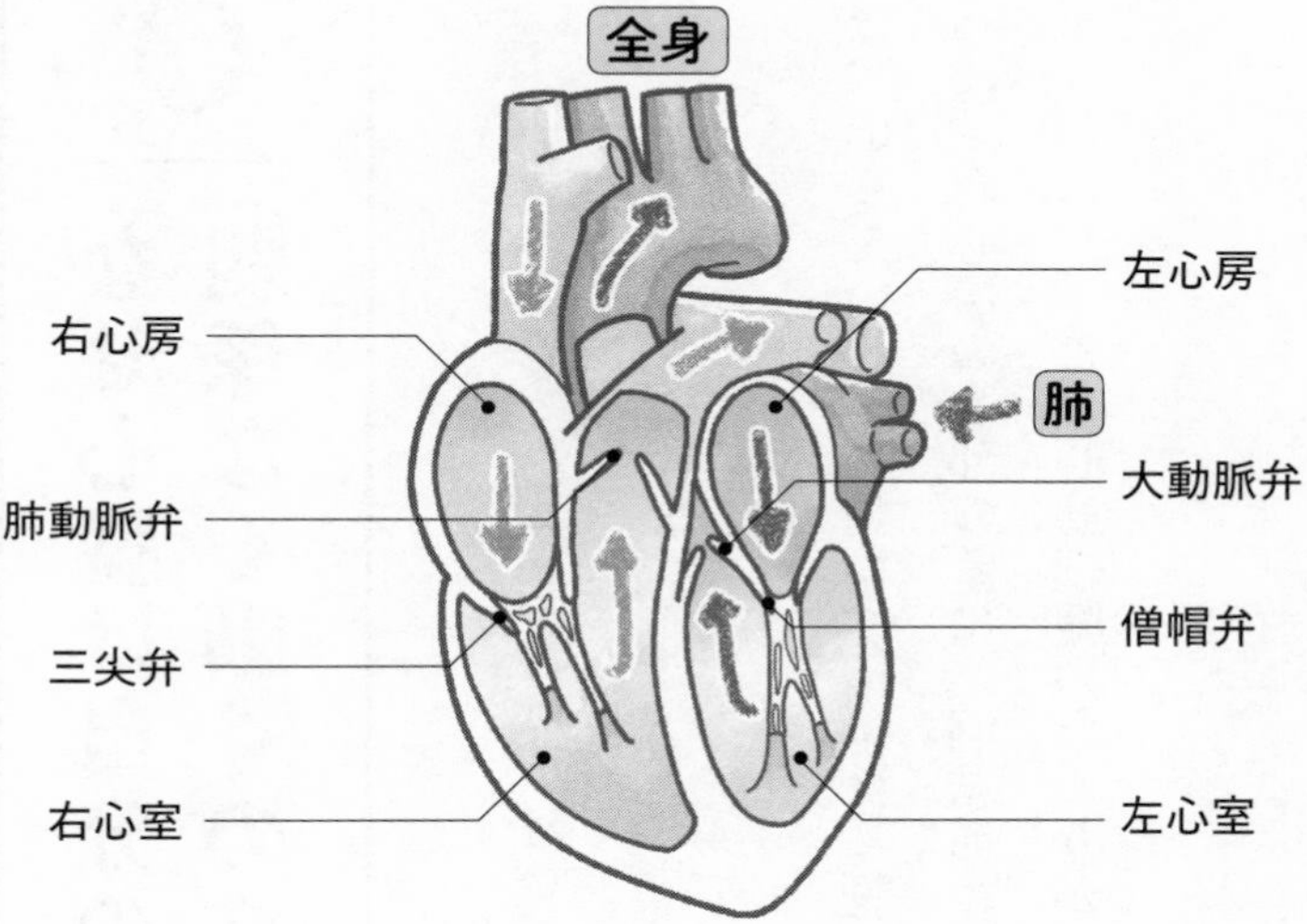

冠動脈の構造

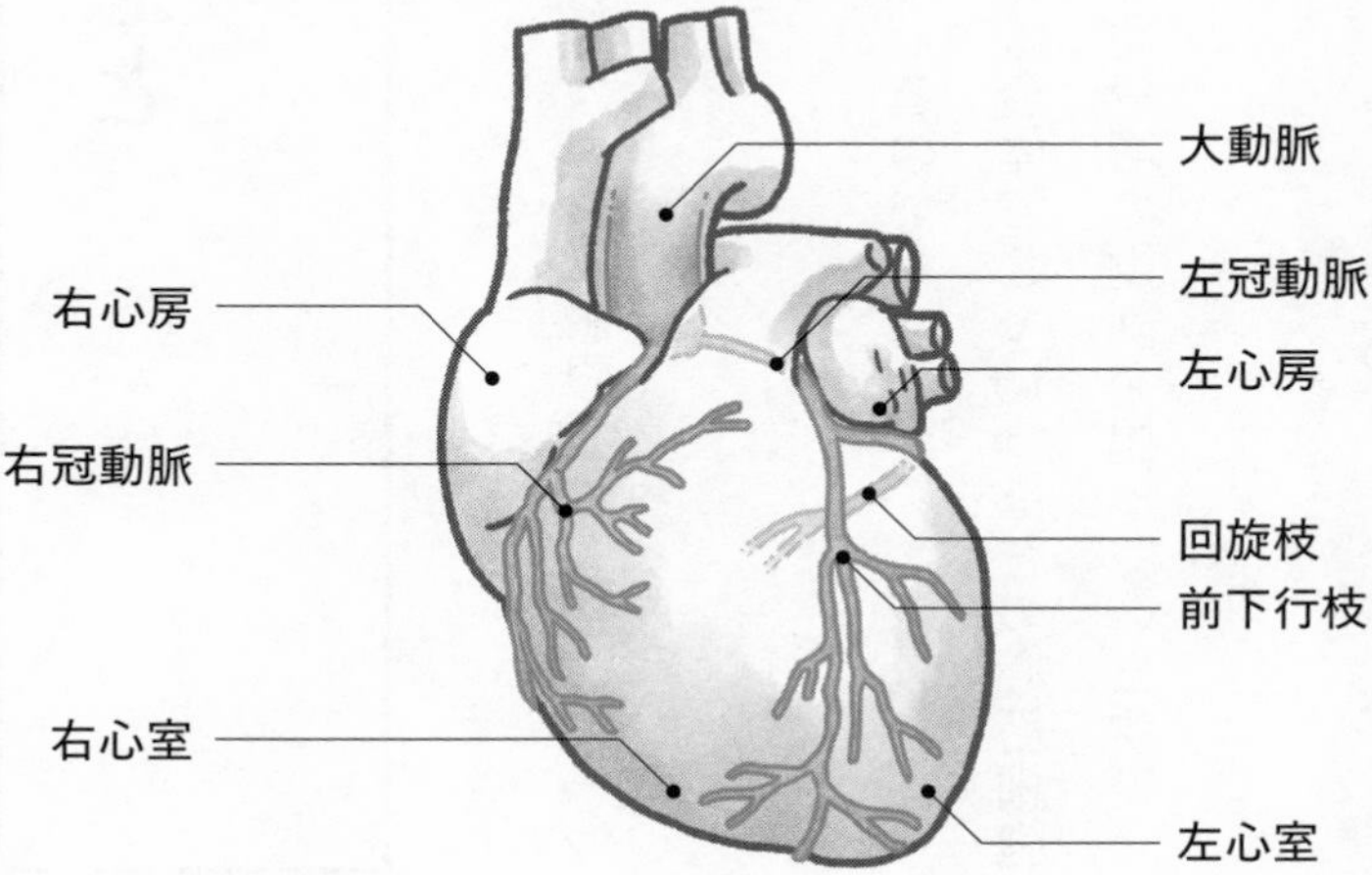

Q
なぜ心臓は自分の意思と関係なく動くの？

A
前項で、心臓は心筋という筋肉であり、収縮と弛緩を繰り返すことでポンプのような働きをしていると説明しました。

では、いったい心筋を動かす指示は、誰が出しているのでしょうか。

じつは、右心房の上部の壁に「洞結節《どうけっせつ》」と呼ばれる全体で5〜10㎜ほどの心筋細胞の集まりがあり、この心筋細胞の集まりが心臓内で司令塔の役割を担っています。

独立した電気システムが心臓をコントロール

洞結節は「ペースメーカー細胞」とも呼ばれており、**電気信号を使って心筋の細胞に「動きなさい！」という命令を下します。**

すると、電気信号は、まず右心房と左心房の筋肉を刺激して収縮させます。

そして、右心房の下部の壁にある「房室《ぼうしつ》結節《けっせつ》」を経たのち、「ヒス束《そく》」「右脚《うきゃく》または左脚《さきゃく》」「プルキンエ線維」といわれる電線を伝って心室に届き、その筋肉を収縮させています。

刺激伝導系

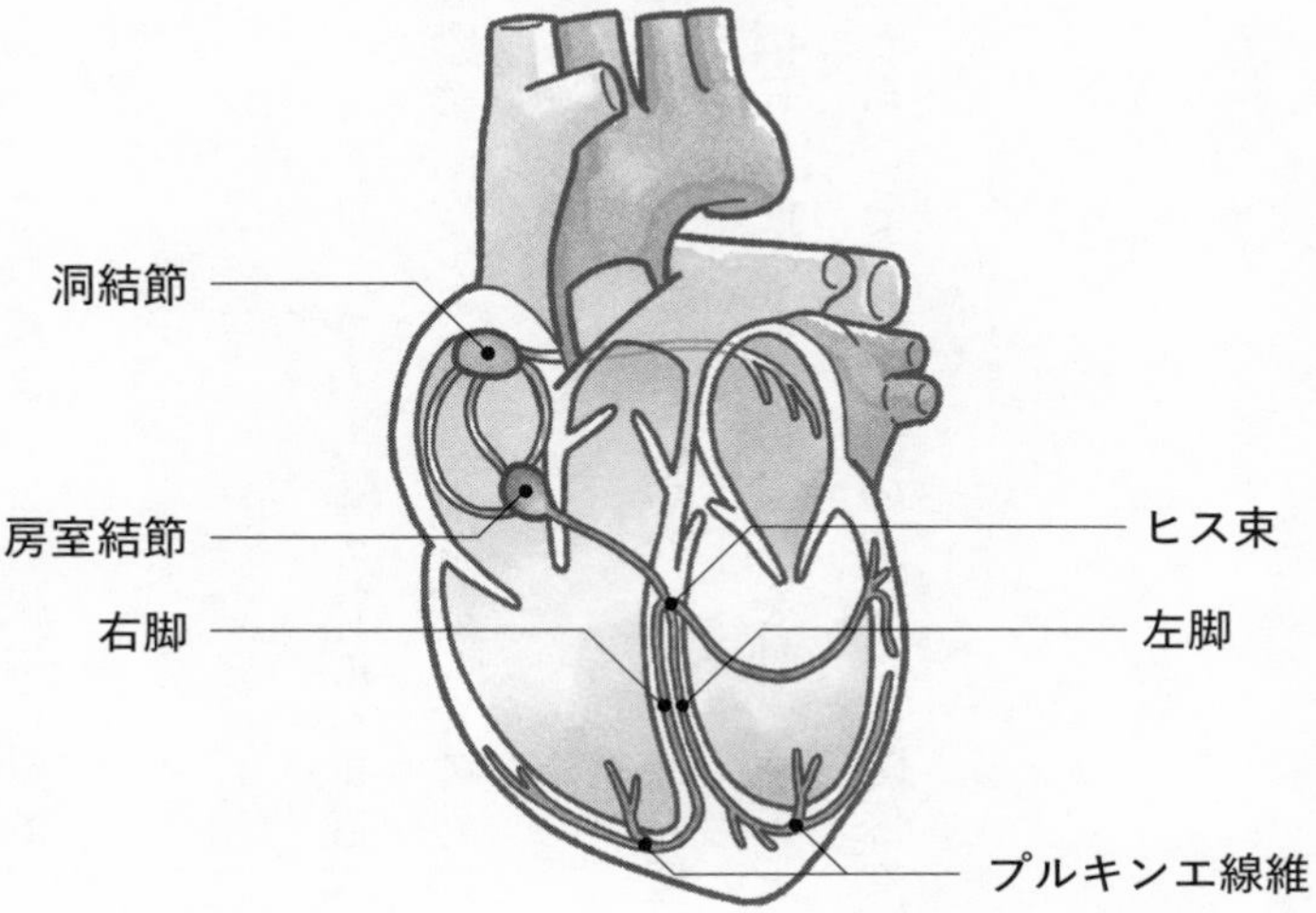

この心臓の電気系統のことを「刺激伝導系」といい、これによって心臓は自動的に、そして規則正しく拍動することができています。

ちなみに、心臓の電気信号を波形として記録し、その波形から心臓の状態を把握する検査を「心電図」といいます。みなさんも、健康診断などで一度は経験したことがあるのではないでしょうか。

心房と心室が電気信号によって順番どおりに収縮する――これがポンプとしての機能を果たすためにはとても大切なこと。脳が電気信号を使って人の身体を動かすのと同様に、心臓もまた独立した電気システムがあるからこそ、私たちの意思とは関係なく動くことができるのです。

Q 緊張してドキドキするのは心臓に悪いことなの？

A 心臓の拍動を示すものとして「ドキドキ」という擬音語が使われます。

好きな人に告白するとき。

仕事でプレゼンテーションするとき。

ホラー映画を見たとき。

大人でも、子どもでも、大なり小なりドキドキすることは日常茶飯事でしょう。

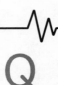

心臓は緊張や不安、ストレスを感じると交感神経の働きが高まり、筋肉が緊張するとともに心拍や血圧が上昇、呼吸も浅くなります。

一方で、副交感神経のほうが優位になると、筋肉が緩み、心拍や血圧も下がるため、心も身体もリラックスした状態になります。

心拍は交感神経と副交感神経からなる自律神経によってコントロールされています。

緊張や不安、ストレスの症状と心臓病のメカニズムの共通点はここにあり、いずれも自律神経が乱れることによって引き起こされます。

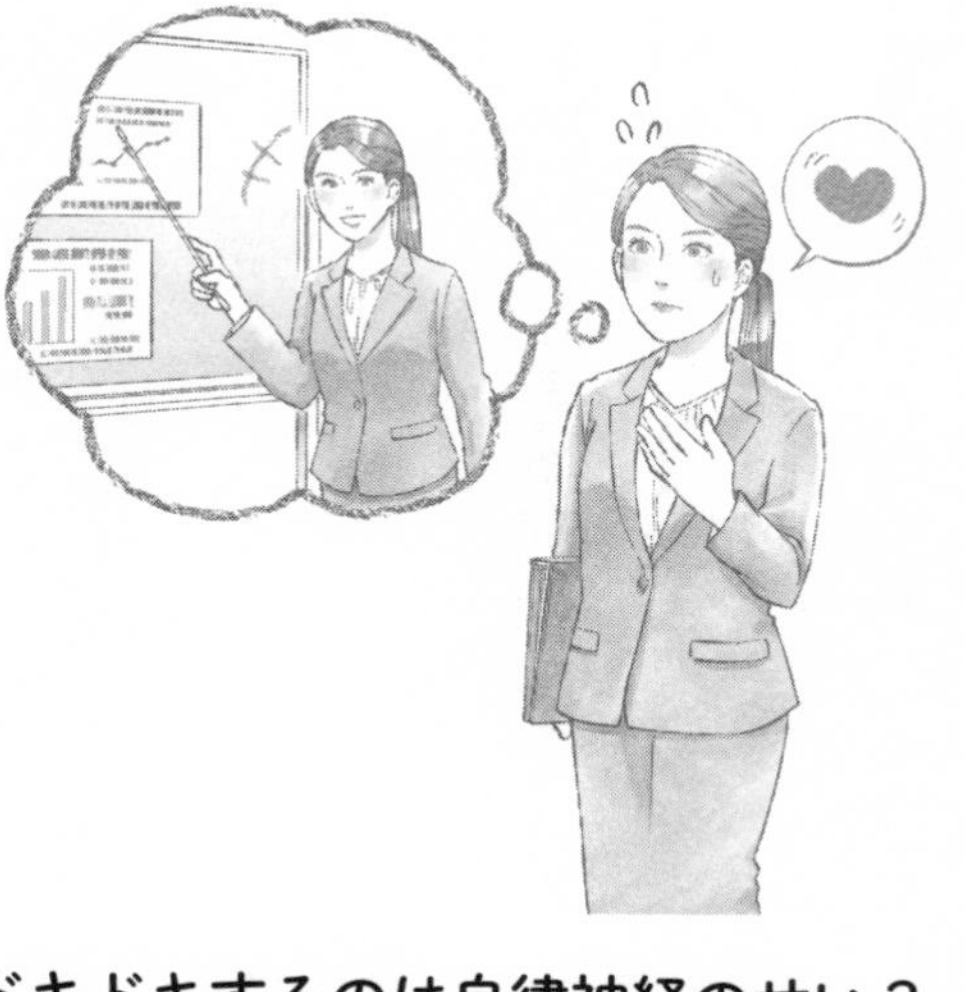

ドキドキするのは自律神経のせい？

交感神経優位な状態を抑える試みを！

例えば、激しい運動をしたあとは、心臓の音に耳を傾けなくてもドキドキしていることがはっきりとわかりますよね。

これは自律神経でアクセルの役割を果たす交感神経が活性化しているためで、いうなれば戦闘モードに入っている状態です。

現代では生命の危機に瀕する機会は少なくなりましたが、野生の動物、あるいは狩猟時代の人間など、緊張感が必要とされる場面で重宝されてきました。

つねに緊張した状態のままでは心臓にとっても負担となりますが、現代人の多くはストレスや不規則な生活が原因で自律神経のバランスが崩れやすく、運動不足もあいまってささいなことでも交感神経が過剰に反応しやすくなっています。

自律神経の乱れを少なくするためには適度な運動が効果的です。

心臓リハビリのプログラムは運動強度の面からも有用で、不活動気味の人には交感神経の活性化を促し、過活動気味の人には副交感神経の回復機能を呼び覚ます効果が見込めるでしょう。

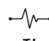

動悸自体は問題ないが頻度が高いと……

緊張や不安、ストレスは人間として持ち合わせる当然の感情です。

結論から申し上げると、ドキドキするシーンでドキドキすることは、心臓にとってなんの問題もありません。

このドキドキのことを「動悸」といい、ふだんよりも心拍が強く感じたり、速く感じたりする症状を指します。

注意する必要があるのは、日常生活で頻繁に動悸を起こす場合です。ドキドキする必要がないタイミングにもかかわらずドキドキしてしまう。

この場合は、心臓病はもちろんのこと、肺やメンタルに疾患を抱えている可能性があるので、一度病院で診てもらうことをおすすめします。

Q

心臓病の発症率に性別による違いはあるの？

A

現代の医療で注目を浴びているものに「性差医療」があります。

これまでの医療は男女の性差を考慮せず、一貫した内容で対処されてきました。

しかし、男性と女性では、病気のかかり方、あるいは同じ病気でも症状や重症度が異なることが往々にしてあるため、性差に配慮した診断や治療法の確立が求められているのです。

例えば、心臓病においても虚血性心疾患（狭心症や心筋梗塞など）の発症率は、どの年代においても男性のほうが高く、そもそも循環器疾患の罹患率も男性が高く、女性は低い傾向にあります。

この理由のひとつは**女性ホルモンの影響が大きい**こと。もうひとつは、タバコを吸う人の比率、メタボリックシンドロームになっている人の比率など複合的な要因があり、リスクファクターを多く持つ観点からも発症リスクが高いのは男性とされています。

「心臓病の性差医療とは男性に気を配るべきものなのか」

答えはノーです。むしろ、男女比が傾倒しているからこそ、女性に意識を向けた診断や治療を行っていかなければなりません。

女性は心臓病のサインを見逃しやすい

世界的にみると、心臓発作を起こしてから1年以内に死亡する確率は、男性患者が約25％、女性患者が約38％となり、男性よりも女性のほうが死亡率は高いと報告されています。

その原因の多くは病気の発見や治療が遅れることにありました。

最も多い症状は女性も男性と同様に胸痛ですが、**女性の場合は、あごの痛みや背中の痛み、腹痛、吐き気（嘔吐）、息切れなど、典型的な心臓発作の兆候でないケースも目立ちます**。

一見すると心臓病と関連付けられない症状のため、警告サインと気づかずにやり過ごしてしまっている。そんな女性が後を絶ちません。

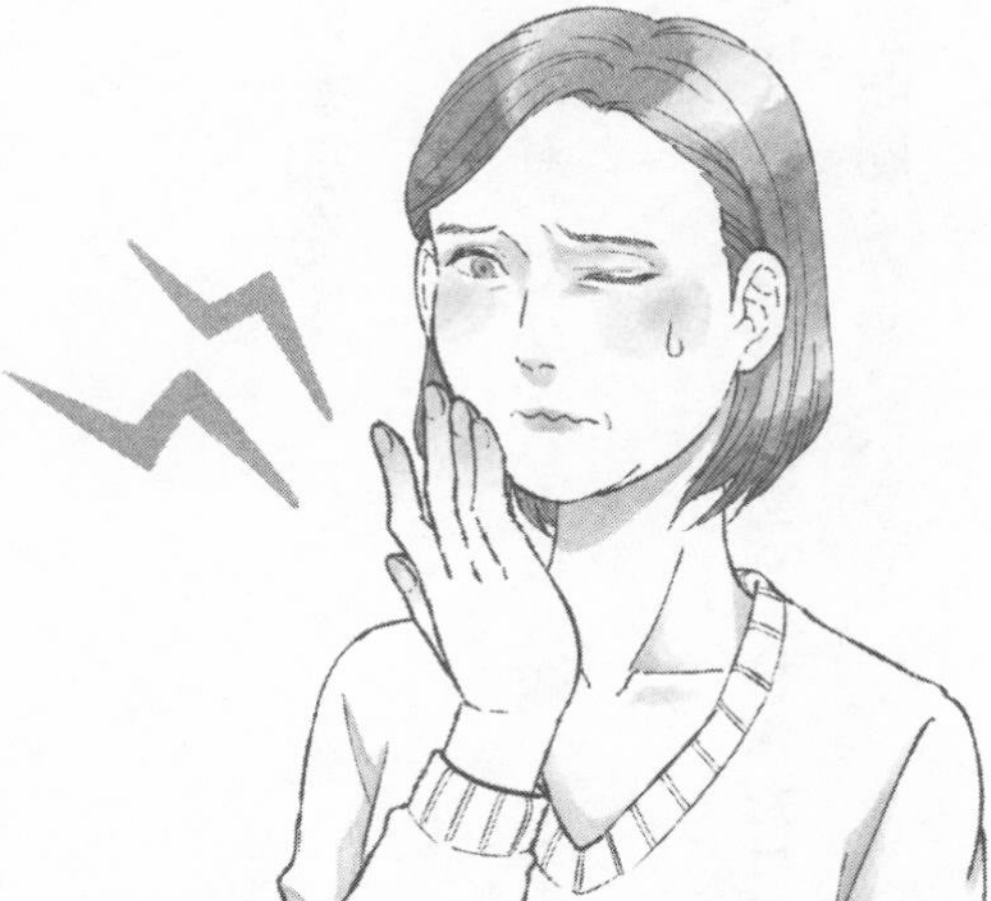

ちょっとしたことでも、遠慮せずに病院に

心臓発作を起こした人の命を救うためには迅速な対応が求められます。「あれ？　何かおかしいな？」と思うことがあれば、遠慮せず、迷わずに救急車を呼んでください。

女性も積極的に心臓リハビリへの参加を！

心臓リハビリを推奨する医師としては、女性に対してひとつだけお願いしたいことがあります。

じつは、**心臓リハビリのプログラムを実行する人にも性差があり、日本だけでなく、世界的にも女性が参加しない傾向にあることが問題となっています。**

先ほどの心臓発作だけでなく、虚血性心疾患（狭心症や心筋梗塞など）といった心臓病全般において、女性のほうが再発率は高い。これはデータとして揺るぎない事実なのですが、こと再発率においては心臓リハビリに努めないことも原因にあるのではないかといわれています。

とくに50歳を過ぎた人は要注意。閉経によって女性ホルモンが減少するため、男性よりも優位とされていた心臓や血管を守る機能が衰え、心臓病の発症率が急激に上がってしまいます。

心臓病になりやすい男性はもちろんのこと、心臓病だとわかりにくい、そして再発率が高い女性にも、本書で紹介する心臓リハビリメソッドを積極的に実践していただきたいと願うばかりです。

Q 心拍数の違いによって寿命は変わるものなの？

A

〝鶴は千年、亀は万年〟という長寿や縁起を祝う言葉があります。

実際のところ、鶴も亀もそこまで長生きすることはありませんが、古くから動物の寿命が異なることを理解し、ことわざをもって表現していたのでしょう。

ほかにも、ペットを飼っている人であれば、人間の年齢に換算して「今、この子は何歳くらいなのかな？」と考えたことがあるかもしれません。

これは人間にとっての1年と動物にとっての1年のスピードが違うことに着目し、そこから人間に例えて動物の年齢を割り出していることになります。

さて、ここで素朴な疑問が生まれます。そもそも動物には、なぜ寿命の違いがあるのでしょうか。

哺乳動物のなかで人間だけは例外

寿命の違いを知るためには、まず動物の心拍数の違いを知る必要があります。

例えば、ハツカネズミは約600～700回（寿命は約2～3年）、ネコは約120～180回（寿命は約10～15年）、ゾウは約30～40回（寿命は約60～70年）となり、動物によって1分間の心拍数の差異も大きいことがわかるでしょう。

基本的に哺乳動物は、体が大きくなればなるほど心拍数は少なくなり、その寿命も長くなるとされています。

一方で、心拍の速さにこそ違いはあるものの、**生涯心拍数は動物の大きさや種類を問わず、ほぼ一定の範囲内で収まる**という興味深いデータもあります。

つまり、哺乳動物の寿命は心拍数によって決まっており、野生動物の場合は約7～10億回前後を拍動できるような仕組みになっているということです。

そう考えると「心拍数が速い人は早死にする」との説も一理あるでしょう。

しかし、「基本的に」と断りを入れているように、この考えは人間には当てはまりません。

人間の心拍数は1分間に約60～80回なので、1年間で約3150万～4200万回。これを哺乳動物の生涯心拍数から寿命に換算すると約16～31年となり、今では80年を超える人間の平均寿命とはかけ離れていますよね。

ちなみに、人間と同程度の心拍数であるキリンやトラの寿命は20年前後なので、やはり人間だけがイレギュラーであることがうかがい知れます。

哺乳動物は人間（ヒト）を除き
体の大きさが寿命と心拍数に関係する

ハツカネズミ

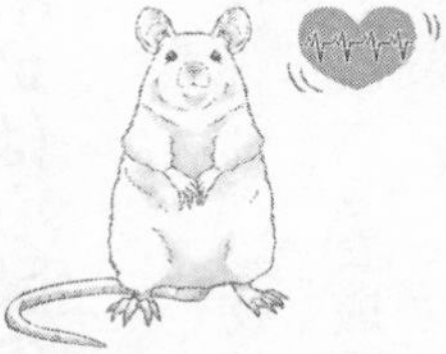

寿命：2～3年
心拍数：600～700回/分

ネコ

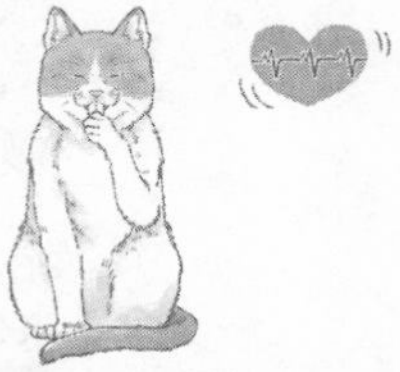

寿命：10～15年
心拍数：120～180回/分

ヒト

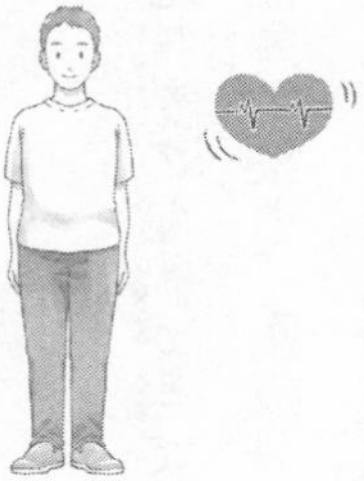

寿命：80～90年
心拍数：60～80回/分

キリン

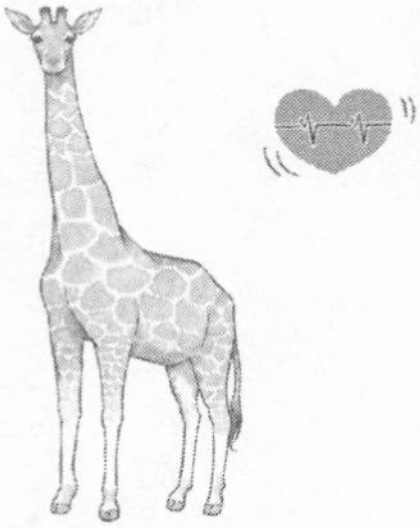

寿命：10～27年
心拍数：60～80回/分

トラ

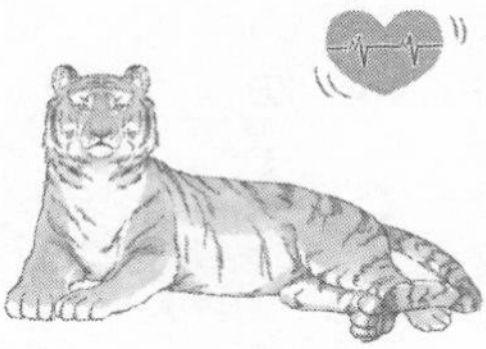

寿命：15～20年
心拍数：60～80回/分

ゾウ

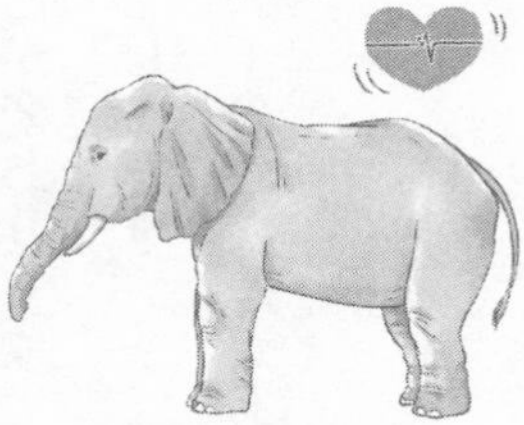

寿命：60～70年
心拍数：30～40回/分

運動不足は心臓の仕事量を増やす要因になる

なぜ人間には哺乳動物における心拍数の常識が当てはまらないのか。

野生動物との大きな違いは文明社会を築き、医療分野でも発展を遂げてきたことでしょう。事実として、衛生環境や日常生活の改善、疾病予防や疾病治療の進歩にともない、日本人の平均寿命も右肩上がりに延び続けています。

また、**人間は運動習慣の有無や食事の内容などによっても寿命が変わります**。

そのため、一概に心拍数の違いだけで寿命の長短をはかることはできず、とくに生活習慣病が社会問題となっている現代では、心臓に対する危険因子の個人差がありすぎるのです。

心拍数を減らす観点でいえば、有酸素運動の習慣をつけることが大切。

例えば、マラソンのオリンピック選手の心拍数は1分間に約30〜40回といわれていますが、心拍数が減るということは1回の拍動で送り出す血液量（＝拍出量）が多いということ。1分間に必要な血液量に対して、心臓の仕事量が減っている――そう考えると、わかりやすいかもしれません。

その反対に心臓の拍出量が減ると、安静時の心拍数は上がりやすくなります。日常生活では「トイレに行くだけで動悸がする」といったことが当てはまりますが、これは運動不足によって心臓の仕事量が増えていることが原因です。

心拍数の違いが必ず寿命に直結するとは限りません。ただし、心臓の負担を考えた場合、心拍数を減らすことには大きな意義があるといえるでしょう。

Q 喫煙は心臓にどんな害を与えるの？

A 虚血性心疾患（狭心症や心筋梗塞など）をはじめとする心臓病。その心臓病の危険因子となるものの上位には「喫煙」があり、合法な嗜好品として認められているタバコも、心臓リハビリの観点からは言語道断です。

よくいわれる〝百害あって一利なし〟は誇張表現でもなんでもなく、タバコは心臓病を含む、がんや脳卒中などの循環器疾患、ＣＯＰＤ（慢性閉塞性肺疾患）や結核などの呼吸器疾患など、さまざまな病気と密接な関係にあり、各病気の発症率や死亡リスクを高めるとされています。

もし、今も喫煙しているのであれば、すぐにでも禁煙しましょう。**心臓病の治療においては、まずタバコをやめることが必須条件**です。

肺が痛むと心臓の負担が大きくなる

タバコの煙には約4000種類の物質が含まれていますが、そのうち身体に悪いとされる有害物質は200種類以上。さらに発がん性物質が約60種類といわれています。とくにニコチン、タール、一酸化炭素はタバコの三大有害物質。

一酸化炭素は酸素欠乏状態（赤血球の増加）や動脈硬化を促進させ、ニコチンは末梢血管を収縮させて血流を悪化させたり、心拍数と血圧を上昇させて心臓の負荷を高めたりします。

タバコで〝血液がドロドロ〟といわれるのは多血症のこと。血液内で赤血球が増えすぎるため、全身にじゅうぶんな酸素や栄養を届けられない状態です。

このように、タバコは喉や肺にダイレクトに悪影響を及ぼすだけでなく、心臓や血管にも多くの障害を引き起こします。

肺と心臓は血液を全身に循環させる働きから切り離せない関係です。

例えば、心不全になると肺が呼吸数を増やして心臓を助け、呼吸不全になると心臓が心拍数を増やして肺を助けます。**2つの臓器は持ちつ持たれつの間柄なので、どちらかが痛むと、もう片方が必然的に過労状態へと陥ってしまうのです。**

喫煙は自分だけでなく他人をも殺す

タバコによって喫煙者以上に甚大な被害を受けるのが受動喫煙者です。

驚くことに、**日本では毎年約1万5000人もの人が受動喫煙によって命を落としています。**

しかも、約1万人が女性と、男女比に極端な偏りがあることも大きな特徴といえるでしょう。そして、その死因は「脳卒中」「虚血性心疾患」「がん」に集約されます。

要するに、受動喫煙者の三大死因が、日本人の三大死因そのものなのです。

「私は新型の電子タバコだし、副流煙が出ないから誰にも迷惑をかけていない」

そう思っていないでしょうか。

確かに電子タバコは紙巻タバコと比べれば受動喫煙を減らせるかもしれません。

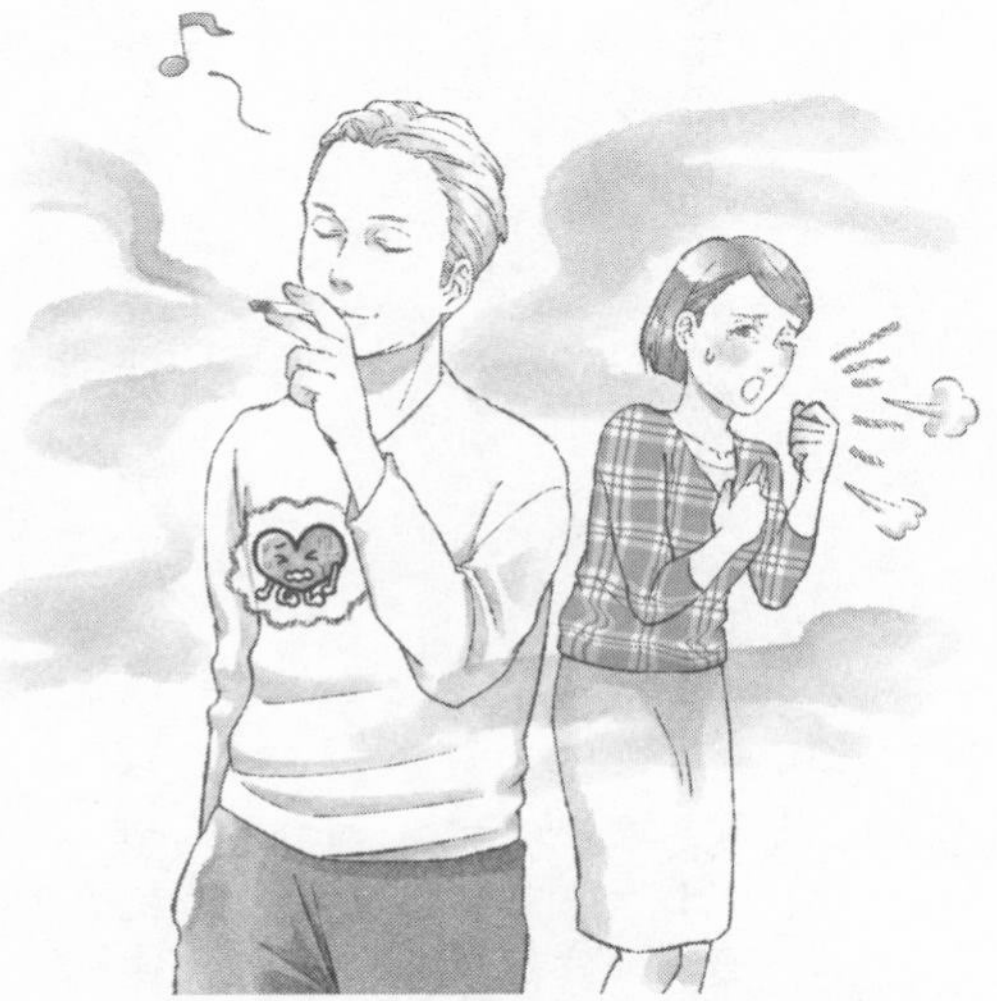

喫煙は自分を害するだけではなく
他人を殺す凶器にもなっている！

しかしながら、喫煙者が吐いた息に含まれる有害物質は、どんなタバコであろうと同じです。タバコが違法でないとはいえ、ともすれば殺人の凶器となっていることを喫煙者の方々は念頭に置くべきでしょう。

仮に喫煙歴が長い人であったとしても、さまざまな疾患の危険度は禁煙によって確実に減少します。

禁煙宣言で家族や知人に意思表明をしたり、手元にあるすべての喫煙グッズを処分したり、まずは行動あるのみです。

それでもタバコをやめられないときは医療機関の禁煙外来を受診し、専門家の力を頼りながら禁煙に努めましょう。

Q 心臓病にはどんな種類があるの？

A 本書では読者にわかりやすい表現として「心臓病」という言葉を使用していますが、学問的には、**心臓または血管に生じる病気を総称して「心血管疾患（CVD：Cardio Vascular Disease）」**といいます。

例えば、アメリカでは脳卒中（脳血管疾患）も心血管疾患に含まれますが、日本の場合は心筋梗塞よりも脳卒中の割合が多いため、「心臓病（心疾患）」と「脳血管疾患」は分けて考えられています。

ここでは心臓病、あるいは心臓病に関連する症状を紹介します。

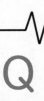

虚血性心疾患(冠動脈疾患)

虚血性心疾患とは、冠動脈に問題が起きることによって、心臓(心筋)に栄養や酸素を含んだ血液をじゅうぶんに届けることができない病気のこと。

心臓病のなかでも代表的なものといえ、おもに**冠動脈の血流が悪くなる「狭心症」と血流自体が途絶えてしまう「心筋梗塞」**の2つに分類されます。

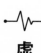

狭心症

狭心症は、冠動脈が動脈硬化やれん縮(けいれん)によって狭くなることで引き起こされる病気のこと。

血流が悪化することで心筋が一時的に酸欠状態となるため、締めつけられるような胸の痛みや冷や汗が症状として現れます。

心筋が壊死しているわけではないので、**安静にしたり、薬を使ったりすれば、通常は15分以内に胸痛の症状や発作は治まる**でしょう。

れん縮による狭心症は「冠れん縮性狭心症」あるいは「安静狭心症」と呼ばれており、その名のとおり、夜間や早朝、朝方など、布団やベッドで横になって安静にしているときに発作となって起きやすいです。

この冠れん縮性狭心症は、日本人に多くみられる症状で、男性に多いとされていま

冠れん縮性狭心症のできるしくみ

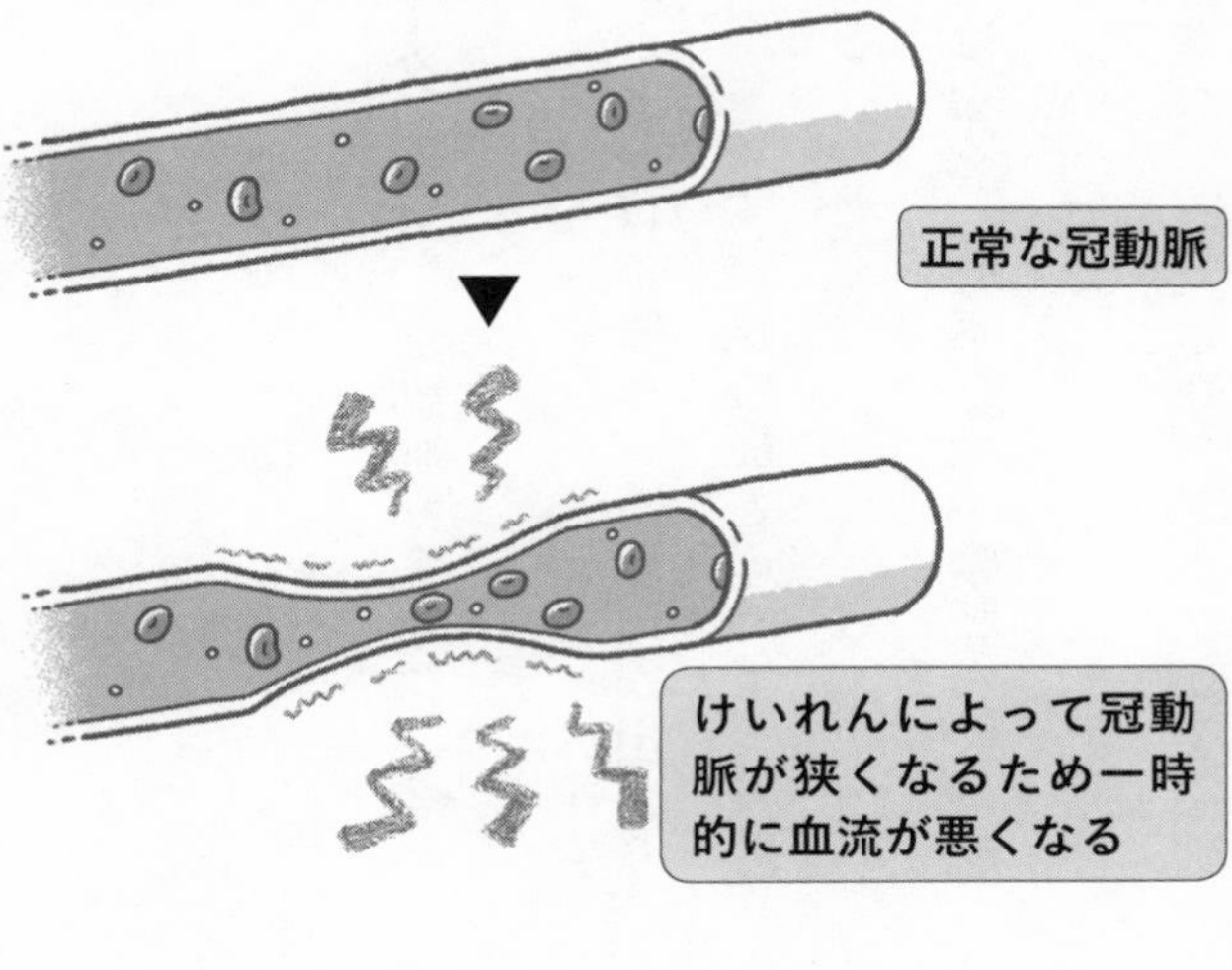
正常な冠動脈
けいれんによって冠動脈が狭くなるため一時的に血流が悪くなる

す。おもな原因は喫煙や不眠、過労、ストレス、過呼吸、アルコールの飲みすぎなど。とくに**喫煙は冠れん縮性狭心症を発症させやすい大きな危険因子**とされています。

心筋梗塞

心筋梗塞は、動脈硬化によって溜まっていたプラークが破れ、冠動脈が完全に詰まってしまう病気のこと。

症状としては死の恐怖を感じるような激しい胸痛が30分以上続き、冷や汗が出たり、顔面蒼白になったり、〝明らかにヤバい〟と本能で察します。狭心症と違って、**安静にしたり、薬を服用したりしても痛みは治まりません**。

また、心筋は一度でも壊死してしまうと治ることはなく、心不全や不整脈を引き起こす原因となるほか、最悪の場合は死に至るとても怖い病気です。

心筋梗塞のほとんどが「急性心筋梗塞」であるとされ、不安定なプラークが突然破れることによって、一気に血管内で血栓を生じさせます。

動脈硬化

虚血性心疾患の説明でたびたび出てきた動脈硬化にも触れておきましょう。

動脈硬化とは、生活習慣病や加齢にともなって血管の内膜（内側の壁）にＬＤＬ（悪玉）コレステロールなどの脂肪が溜まり、血管が狭く、硬くなってしまった状態のこと。

血液の流れが悪くなるだけでなく、進

動脈硬化が起こるしくみ

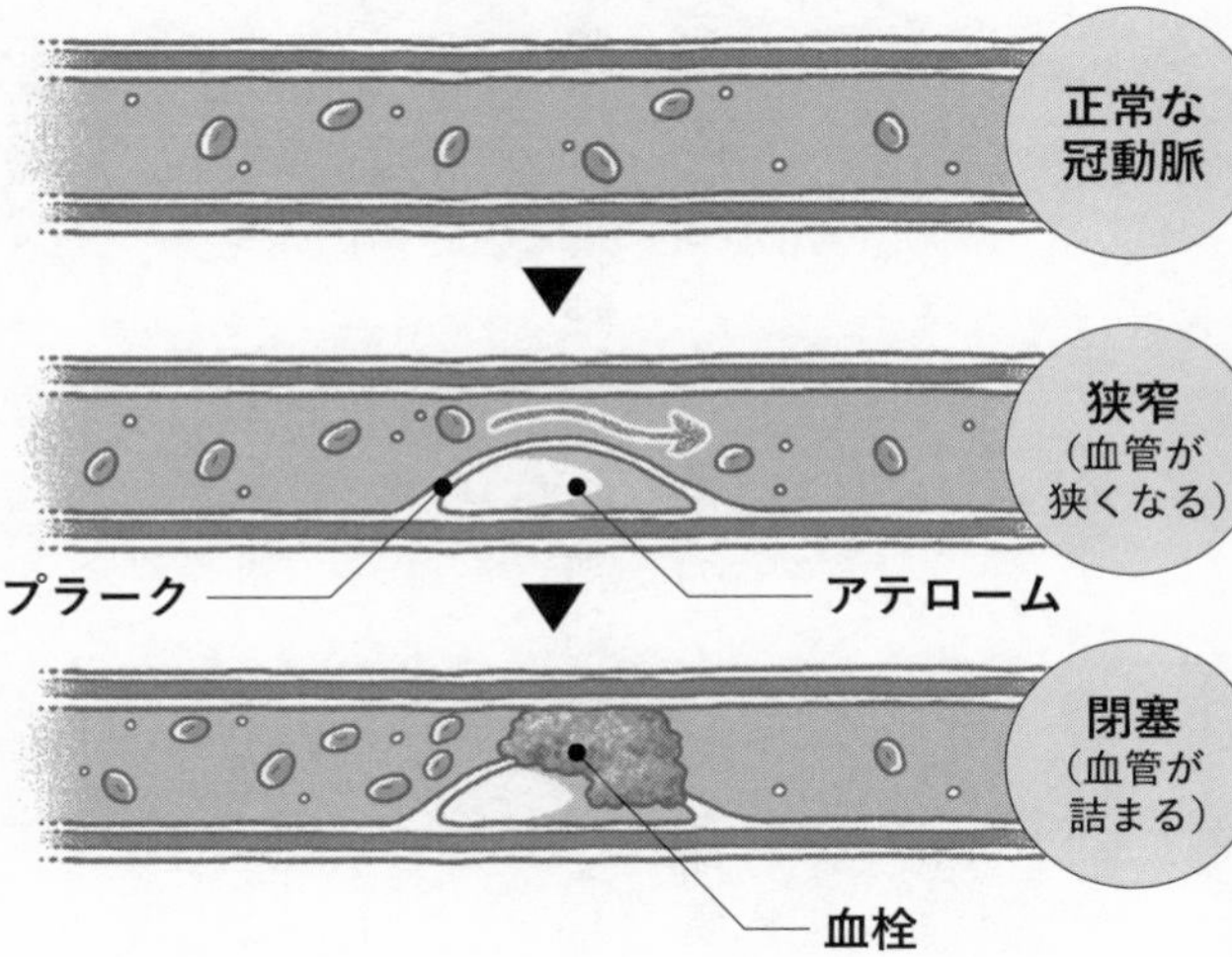

行すると血栓ができて血管を完全に詰まらせてしまいます。ほかにも伸縮性や弾力性が失われるため、血管自体も破けやすくなることが特徴です。

ちなみに、LDLコレステロールなどできた塊のことを「アテローム（粥腫《じゅくしゅ》）」といい、アテロームによって内膜にできた〝こぶのような盛り上がり〟のことを「プラーク」といいます。

動脈硬化は、**虚血性心疾患だけでなく、脳梗塞や脳出血、腎硬化症、末梢動脈疾患（PAD）など、生命にかかわる危険性の高い病気を生じさせます。**全身のすべての血管（動脈）で起こり得ることを覚えておきましょう。

心不全

心不全は、心臓で最も重要なポンプ機能が低下し、全身にじゅうぶんな血液を送ることができなくなってしまうこと。病名ではなく、心臓が弱ることで、足のむくみや息切れ、疲れやすいといった症状が引き起こされる状態です。

大きく分けると、**血液を送り出す力が弱い「収縮不全」**と、**心臓が膨らみにくい「拡張不全」**の2つに分類されます。現在は拡張不全が原因となるヘフペフ（HFpEF）が増えており、心臓が健康な人でも心不全になることが多くなってきました（詳しくはP218で解説）。

収縮不全では虚血性心疾患から進行するかたちが多いですが、原因となる病気はさまざまで、多くの病気が悪化した末路が心不全ともいえます。

弁膜症

まず、心臓（と肺）のなかで血液は、「右心房→右心室→肺動脈→肺→肺静脈→左心房→左心室」と一方方向に流れています。

心臓内部では血液の逆流を防ぐために、右心房と右心室のあいだに「三尖弁」、右心室の出口（肺動脈）に「肺動脈弁」、左心房と左心室のあいだに「僧帽弁」、左心室の出口（大動脈）に「大動脈弁」と4つの弁が設けられています。

弁膜症は、これらの弁になんらかの異常を来している病気の総称で、血液が出ていくタイミングで**弁がじゅうぶんに開かない「狭窄症」**、本来であれば弁が閉まるタイミングで完全に閉まらず、**血液が逆流してしまう「閉鎖不全症」**の2つが挙げられます。

弁膜症の2つのタイプ

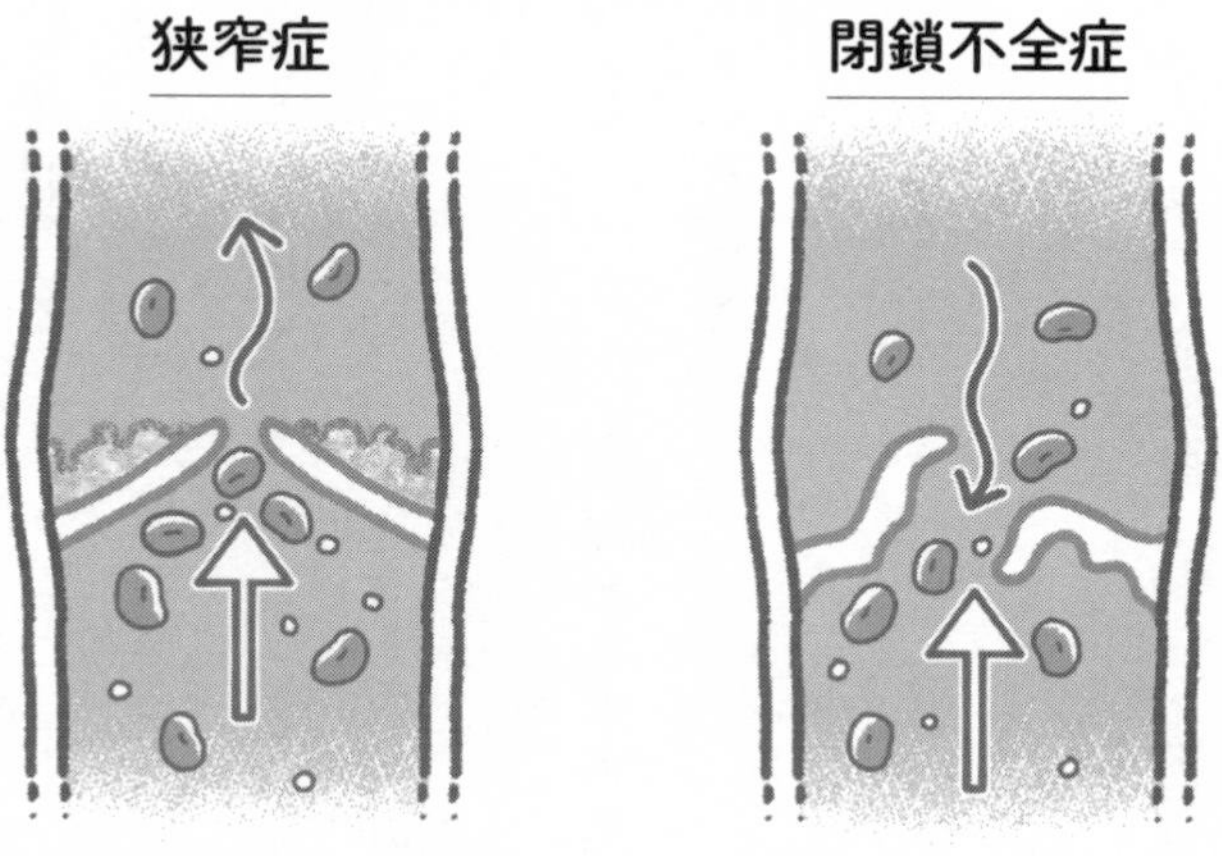

弁の開きが悪くなって血液の流れが妨げれられる

弁の閉じ方が不完全なため、血液が逆流してしまう心臓のポンプ機能に直結するため、胸痛、動悸、息切れ、疲労感、めまい、失神などが起こり、心不全が悪化したような症状が多く見られることも特徴です。

不整脈

不整脈は、刺激伝導系にトラブルが起こり、心拍のリズムや速度に乱れが生じる病気のこと。おもに次の3つに分類されます。

①頻脈…1分間の心拍数が100回を超えるもの
②徐脈…1分間の心拍数が50回未満のもの
③期外収縮…正常な拍動のあいだに不規則な拍動が現れること（脈が飛ぶ）

「頻脈」には心房細動や発作性上室性頻拍、心室頻拍。「徐脈」には洞不全症候群や房室ブロック。「期外収縮」には心房性期外収縮や心室性期外収縮などが挙げられます。**不整脈は食べすぎや飲みすぎ、過労、ストレス、睡眠不足など、生活習慣によって誘発されます**。そのため期外収縮においては健康な人でも起こり得る現象であり、とくに治療する必要もありません。

一方で、頻脈や徐脈は生活習慣の改善や薬物治療を行う必要があり、症状が重い場合にはカテーテルアブレーションや植込み型除細動器、ペースメーカーといった非薬物療法によって、心拍数のリズムや速度を正常に保てるようにします。

心筋症

心筋症とは、心筋の病気のこと。

広義的には心筋梗塞で心筋が障害された場合も含みますが、狭義的には心筋自体に病気がある場合を指します。

おもな心筋症には、**心室の収縮が低下し、拡大してくる「拡張型心筋症」**、**心臓の壁が厚くなる「肥大型心筋症」**が挙げられます。遺伝的要因や免疫異常、炎症などが原因として強いとされていますが、詳しくはわかっていません。

先天性疾患

先天性疾患とは、生まれつき心臓の形や機能になんらかの異常がある病気のこと。

おもに酸素の少ない静脈血が、異常な心臓の穴などを通り、大動脈から全身に流れることで**唇や手足が紫色になる「チアノーゼ性心疾患」**、心臓に穴があいているため、大量の血液が本来とは違う流れとなり、**心臓や肺に負担のかかる「非チアノーゼ性心疾患」**の2つに分かれます。

末梢動脈疾患（ＰＡＤ）

ＰＡＤ（Peripheral Arterial Disease）と呼ばれる末梢動脈疾患は、頭や足、腎臓などに血液を送る末梢動脈が狭くなったり、詰まったりして血流が悪くなる病気のこと。手足にしびれや痛みなどを感じることが特徴で、歩くと足が痛むなど、どちらかといえば手よりも足の血管に生じることが多くなっています。

日本ではＰＡＤの90％以上が動脈硬化による閉塞性動脈硬化症（ＡＳＯ：Arterio-Sclerosis Obliterans）とされています。そのため同じく動脈硬化を原因とする虚血性心疾患や脳梗塞を合併する確率が高く、末梢動脈疾患の患者さんには心臓リハビリのプログラムが強く勧められます。

Q 心停止＝人間の死ではないの？

A 人間の死は、何をもって死と定義されるのか。

少し哲学的な問いかけかもしれませんが、**医師による死亡宣告は心臓拍動の停止（心停止）、自発呼吸の停止、脳機能の停止（瞳孔散大および対光反射の消失）の3つをもって生命活動の停止（死亡）と判定**されています。

しかし、死の定義は世界各国で若干異なっており、日本でも心停止を死亡とするべきか、あるいは脳死を死亡とするべきか――とくに臓器移植における倫理的な観点から議論が続けられている現状にあります。

例えば、フィクションだけでなく、現実の世界でも「数年間におよぶ昏睡状態の末に意識が戻る」といったケースは少ないながらも存在します。

「脳死」と「植物状態」は似て非なるもの

突然ですが、みなさんは「脳死」と「植物状態」の違いをご存じでしょうか。
脳の構造はそれぞれの役割から次の3つに大別されます。

大脳…知覚、記憶、判断、運動の命令、感情などの高度な心の働き
小脳…運動や姿勢の調節をする働き
脳幹…呼吸・循環機能の調節や意識の伝達など、生きていくために必要な働き

もし、事故などの影響で脳に損傷を受けたとしても、それが大脳や小脳であれば、程度によっては将来的に回復する見込みがあります。

しかし、生命活動を司る脳幹がダメージを受けてしまうと、残念ながら回復する可能性はなく、どのような治療を施しても元の状態に戻ることはありません。

脳死も植物状態も大脳が働かないために体は動かず、話もできず、寝たきりの状態であることに違いありませんが、焦点となるのは〝脳幹の機能が残っているか否か〟ということです。

脳死とは、脳幹を含めた脳全体の機能が失われた状態のこと。

薬剤を投与したり、人工呼吸器を使ったりすれば、しばらくは死を先延ばしにすることもできますが、多くの場合は数日以内に心臓が停止してしまいます。

一方で、脳幹が働いている植物状態であれば、自発的に呼吸することもでき、血液の循環機能も失われていないため、寝たきりでも何年も生き永らえたり、治療を続けることで目を覚ましたりします。

日本で臓器提供数が増えない本当の事情

欧米をはじめとする世界のほとんどの国では「脳死」を人間の死としています。

これに対して日本では、冒頭でも述べたとおりに「心停止」であることが死の定義のひとつ。

世間に周知されていない事実としては、脳死と心停止では提供できる臓器が異なり、よくよく考えてみれば当たり前の話ではありますが、心臓においても心停止してからでは移植がかないません。

日本では「心停止が人間の死だ」とする考えは根強く残っており、いざ自分の子どもや身内が臓器提供を必要とする立場になったとしたら、場合によっては海外にまで行かざるを得ないわけです。

ほかにも、健康保険証や運転免許証、マイナンバーカードの裏面にあるドナーカー

提供可能な臓器はこんなに違う

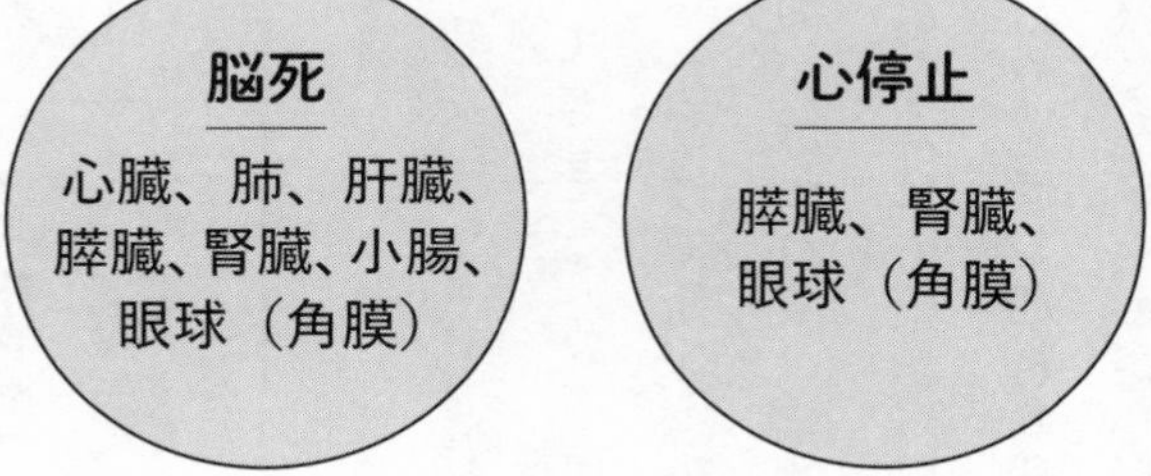
脳死
心臓、肺、肝臓、膵臓、腎臓、小腸、眼球（角膜）
心停止
膵臓、腎臓、眼球（角膜）

ド（臓器提供意思表示カード）も違いが顕著な例。日本では項目に丸を付けることで臓器提供の意思が尊重されますが、諸外国の場合は逆であり、何も書かなければすべての臓器提供を承諾しているとみなされます。

日本の臓器移植技術は非常に優秀で、移植後の拒絶反応、拒絶反応を抑えるための免疫抑制剤による感染、動脈硬化の促進など、さまざまな予後を考慮しても、その生存率は国際レジストリと比較しても大変良好といえます。

臓器移植はまだまだ問題点が拭いきれない大きな課題ですが、医師としてはひとりでも多くの方が救われる未来を望むばかりです。

Q 新型コロナのワクチンを接種すると心筋梗塞を引き起こしやすくなる？

A 我が国に2020年初頭に突如訪れた〝コロナ禍〟はだいぶ落ち着きをみせてきましたが、完全に収束したわけではありません。大きなニュースにならなくなっただけで新規感染者はまだまだ発生しており、国が主導となって今なおワクチン接種が行われています。

読者のなかにも罹患経験者はたくさんいらっしゃるでしょうし、ほとんどの方が一度以上はワクチン接種を受けたことでしょう。

その際にみなさんが心配されるのは、後遺症と副反応です。とくにワクチン接種による副反応は、ほぼ誰もが自分に関係のある事柄ゆえに、日本全国津々浦々で話題になってきました。個人差はあるものの、発熱、頭痛、筋肉や関節の痛みといったものを感じたという報告は、多数確認されています。

私もよく、患者さんからワクチンの副反応や健康被害について尋ねられるのですが、心配性の性格の方ほど重篤な症状を引き起こすことを気にされているようです。

当然、心臓に悪影響を及ぼすかどうか、もっとストレートにいえば、心筋梗塞になりやすくなるのかどうかに関心がある方も少なくありません。

ノーリスクではないが過度に心配するほどでも……

結論からいうと、心筋梗塞を起こしやすくなるかどうかについては、まだはっきりとわかっていません。

わからないというのは、影響の有無を断定できないということ。それはすなわち、報告が少ない（もしくはない）ことを意味しますので、おそらくそれほど心配する必要はないだろうと考えることができます。

ただし、ワクチンの接種後に心筋炎や心膜炎を疑う事例が、国内外でいくつか確認されています。

心筋炎は、心臓の筋肉に炎症が起きている状態で、胸の痛み、息切れ、動悸、症状が重くなると不整脈や心不全を引き起こします。

心膜炎は、心臓を包んでいる心膜という袋状の組織が炎症を起こす症状で、発熱と胸の痛みをもたらすのが特徴。心筋炎と合併する場合もあります。

ほとんどのケースが軽症なのですが、ごく稀にワクチン接種後に心筋炎や心膜炎になったという報告がなされているのです。

その点において、ワクチンがノーリスクということはできません。確率が低いとはいえ、心臓にダメージを与えることもあります。

傾向として挙げられるのは、高齢者よりも若年層に、女性よりも男性に、多くの事例が見られること。すなわち、10~20代の男性はやや発症率が高いということです。重症化するケースはほとんどありませんが、胸部に不調を感じるなど、なんらかの疑いが生じた場合はすぐに病院を受診したほうがいいでしょう。

しかしその一方で、2023年秋の現時点では、ワクチンを接種したことよりも、コロナに感染したことによって心筋炎や心膜炎を合併する確率のほうが高いことも明らかになっています。つまり、ワクチン接種によるリスクを、ベネフィット(恩恵)のほうが上回っているのです。

打つか打たないかなら答えはひとつ

心臓をケアするという観点では、新型コロナワクチンを打たないよりも、打ったほうが賢明。そのように、結論づけることができます。

おわりに

私が「心臓リハビリ」に興味を持ったのは、東北大学医学部を卒業し、研修医となって働き始めたばかりのころです。

研修医として、心臓病など内科疾患患者さんの診断・治療を日夜働きながら学んでいましたが、退院時に日常生活や仕事復帰に不安を抱く患者さんやそのご家族、短期間で再発し再入院する患者さんを見るにつけ、「もう少し何かしてあげられないものか？」と物足りなさを覚えていた時期でした。

時を同じくして、偶然にも病院図書館で見つけた本が、厚生労働省が全国の心臓リハビリのプログラムをまとめた冊子でした。そこには、心筋梗塞になって入院した患者さんが、元気に退院するまでの絶対安静から安静解除、入浴開始、歩行開始、といった運動療法や心臓病の理解、生活面での注意点を指導する患者教育などの手順を明記したプログラムが示してありました。「まさにこれが自分の求めていたものだ！」と思い、患者さんの不安を解消し、生活を支え、さらには再発を予防する心臓リハビリに大いに興味を抱いたのです。

しかし、この当時、リハビリというのは「実学」であり、「研究すべき学問」とはみなされていませんでした。そもそもリハビリをしっかり研究している大学が、日本にはほとんどなかったのです。残念に思いながらも、私はいったん別の道に進むことになります。

それから時が経った1994年。母校である東北大学病院に内部障害リハビリテーション科が日本で初めて設けられ、「心臓リハビリに参加できる医師を探している」という話が、私のもとに届きました。

母校の大学でリハビリの研究と臨床を同時にできるということで、「こんな願ったり叶ったりのチャンスは二度とない！」とさっそく参加を決め、そこから心臓リハビリなどさまざまな領域のリハビリの研究と臨床に邁進してきたわけです。

心臓リハビリという概念は、以前から内科医、循環器科医、リハビリ科医にある程度知られていました。一方で、心臓リハビリを実際に行っている医師の数は現在でもじゅうぶんとはいえません。

それでも、この30年で心臓リハビリを取り巻く状況は大きく変わりました。本文でもお話ししたように、心臓リハビリの顕著な有効性が証明され、ガイドラインにも「最高水準の医療である」と明記されるようになったのです。

1995年に日本心臓リハビリテーション学会が設立され（当初の会員数248名）、大きく成長し、現在では会員数1万5千名以上と世界一の規模になり、心臓リハビリの理論や実際の経験に秀でた心臓リハビリ指導士数が7千名を超えました。そのおかげで、今では心臓リハビリ指導士の所属する病院・施設であれば、質の高い心臓リハビリが受けられます。
もちろん、私も設立時からの会員であり、2008年から定年の2022年までの14年間は理事を務め、そのうち8年間は診療報酬対策委員長として診療報酬適応疾患の拡大や施設認定条件の緩和など心臓リハビリの普及に邁進したほか、2013年には学会長も務めさせていただきました。

心臓リハビリは、単なる機能回復の手段ではありません。生活習慣病や心臓病を予防・改善し、健康長寿へとつなげるための、安全かつ堅実な方法でもあるのです。心臓リハビリにより、心臓病になる前よりずっと元気になる人もたくさんいます。
本書を読んでいただいて、心臓が元気になり、健康長寿になる人が増えることに少しでも貢献できれば、これに勝る喜びはありません。

上月正博

巻末資料

医療技術の４つの視点
（推奨クラスとエビデンスレベル）

推奨クラス分類

クラス I	手技・治療が有効・有用であるというエビデンスがある、あるいは見解が広く一致している
クラス IIa	エビデンス・見解から有効・有用である可能性が高い
クラス IIb	エビデンス・見解から有効性・有用性がそれほど確立されていない
クラス III No benefit	手技・治療が有効・有用でないとのエビデンスがある、あるいは見解が広く一致している
クラス III Harm	手技・治療が有害であるとのエビデンスがある、あるいは見解が広く一致している

エビデンスレベル

レベル A	複数のランダム化介入臨床試験またはメタ解析で実証されたもの
レベル B	単一のランダム化介入臨床試験またはランダム化介入でない大規模な臨床試験で実証されたもの
レベル C	専門家および／または小規模臨床試験（後ろ向き試験および登録を含む）で意見が一致したもの

出典：心血管疾患におけるリハビリテーションに関するガイドライン 2021 年改訂版
（日本循環器学会、日本心臓リハビリテーション学会など 12 学会）

Minds 推奨グレード

グレードA	強い科学的根拠があり、行うよう強く勧められる
グレードB	科学的根拠があり、行うよう勧められる
グレードC1	科学的根拠はないが、行うよう勧められる
グレードC2	科学的根拠はなく、行わないよう勧められる
グレードD	無効性あるいは害を示す科学的根拠があり、行わないよう勧められる

Minds エビデンス分類

I	システマティックレビュー / ランダム化比較試験のメタ解析
II	ランダム化比較試験
III	非ランダム化比較試験
IVa	分析疫学的研究（コホート研究）
IVb	分析疫学的研究（症例対照研究、横断研究）
V	記述研究（症例報告やケースシリーズ）
VI	患者データに基づかない、専門委員会や専門家個人の意見

「推奨クラス分類」「エビデンスレベル」「Minds 推奨グレード」「Minds エビデンス分類」、それぞれ３～７段階にわけている。このうち「Ｉ」および「Ａ」が、最高ランク。

心臓リハビリは、急性冠症候群（狭心症や心筋梗塞）、慢性心不全、心臓手術後、末梢動脈疾患、心臓移植後といった数多くの心臓病において「ＩＡＡＩ」という最高級の評価が与えられている。

運動量と運動時間で
死亡率はこんなに変わる！

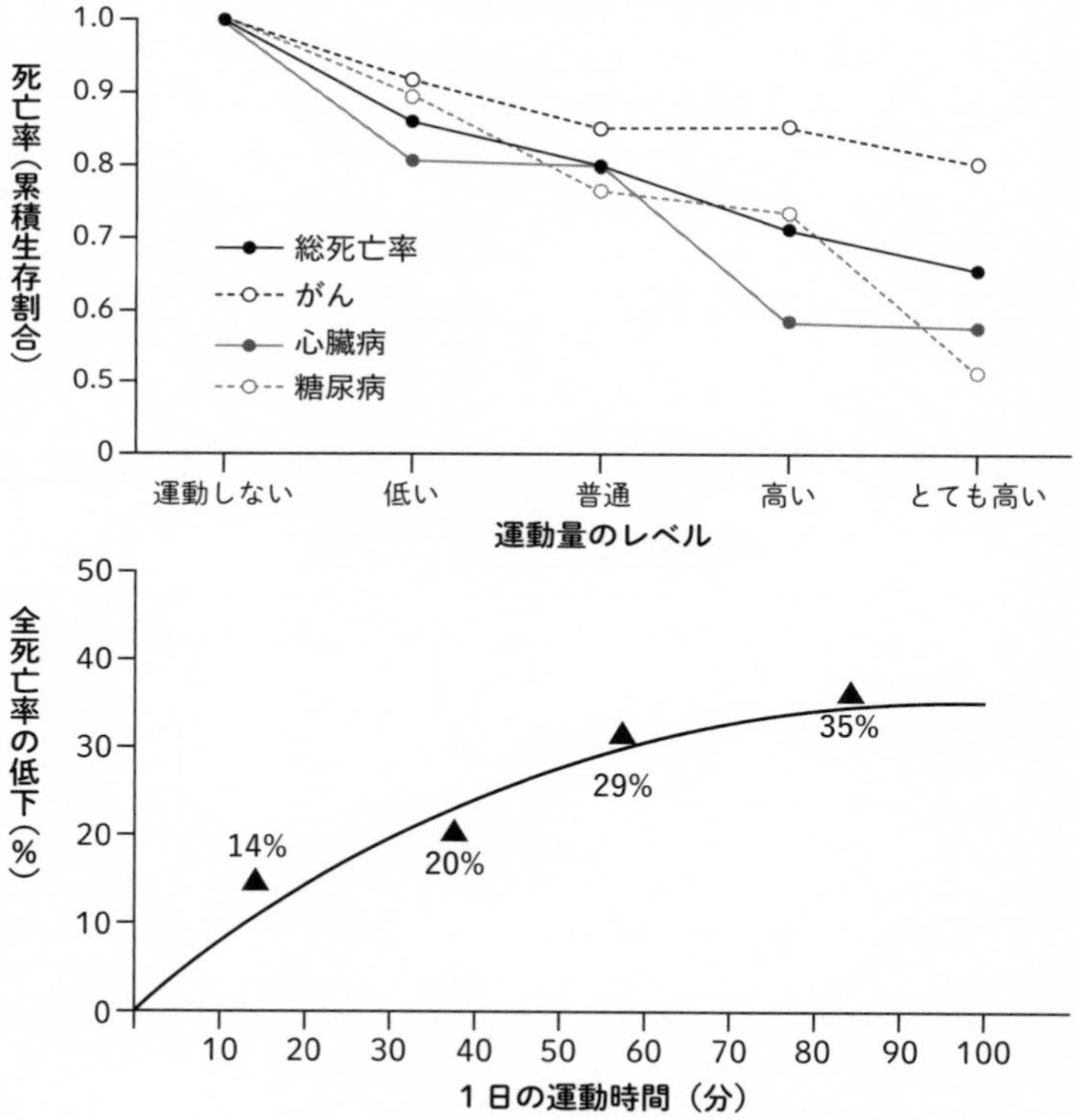

出典：Wen CP. et al. Lancet 2011;378:1244-1253

1996 年から 2008 年にかけて、香港の地域一般住民 41 万 6175 人（男性 19 万 9265 人、女性 21 万 6910 人）に対し、運動と病気・寿命がどのように関連しているかを調べた大規模な研究。

上のグラフは、横軸が運動量、縦軸が死亡率（累積生存割合）を示している。運動量が多い人ほど、総死亡率も、病気別の死亡率も低いことがわかる。

下のグラフは、横軸が 1 日あたりの運動時間、縦軸が全死亡率の低下度合い。運動時間が長ければ長いほど、死亡率も低下していることが見てとれる。

半年間の回復期心臓リハビリを
やるとやらないとではこんなに違う！

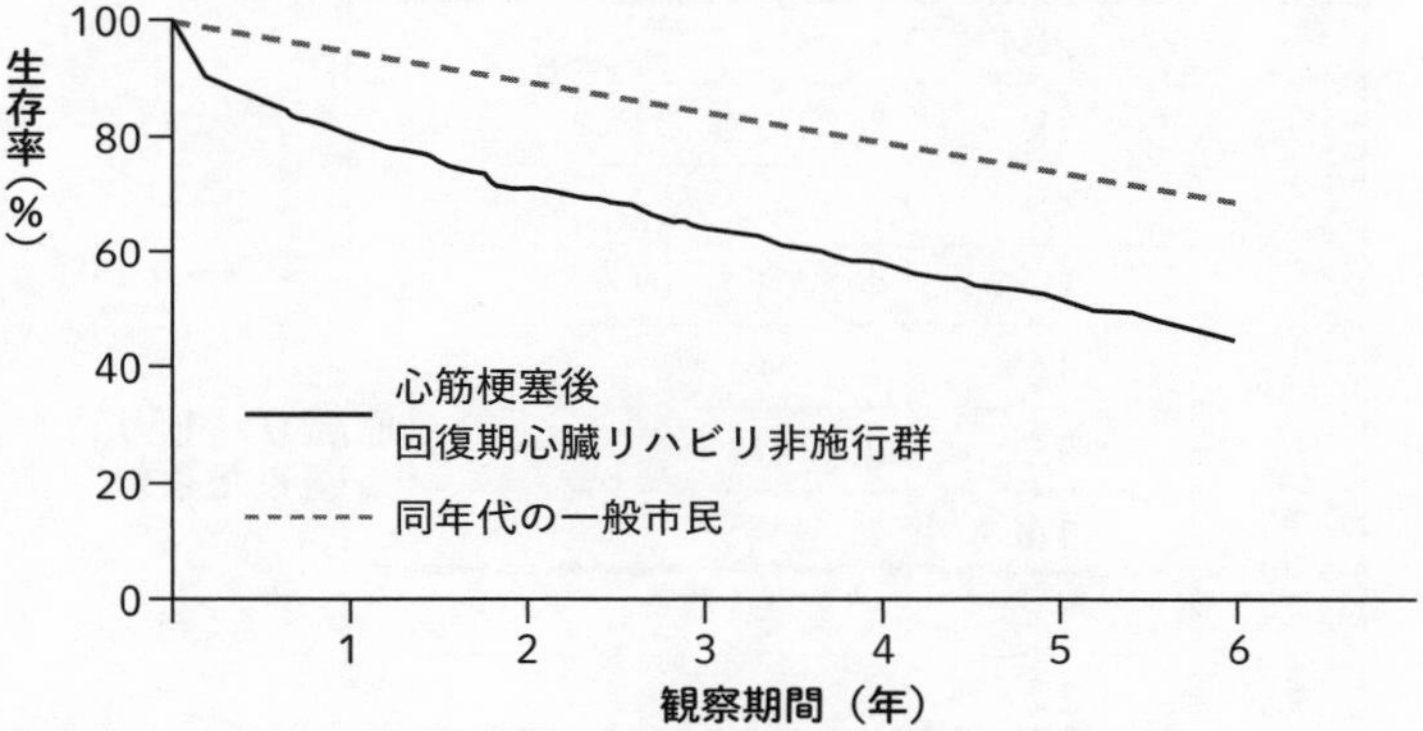

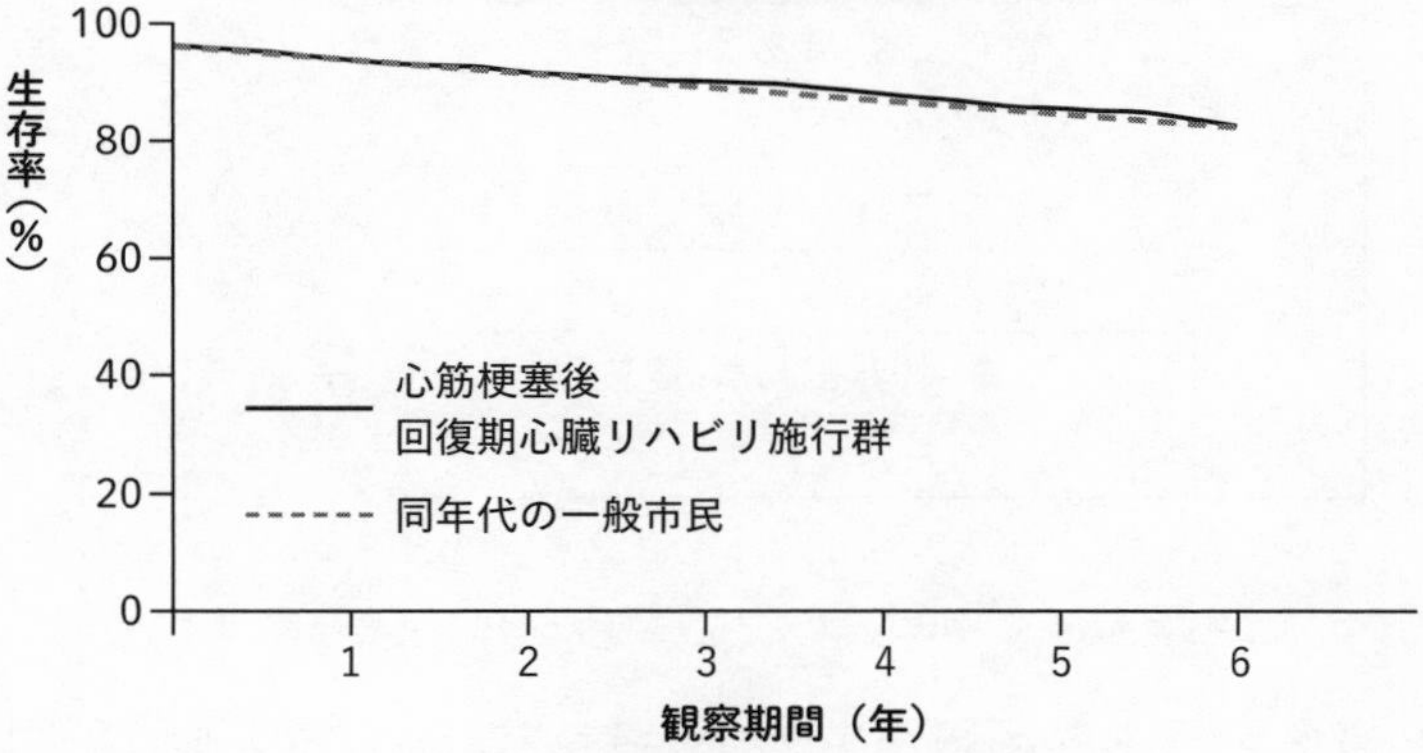

出典：Witt BJ et al. J Am Coll Cardiol 2004;44: 988-96

対象：米国ミネソタ州の心筋梗塞患者 1821 例

結果：死亡 774 例 再発 493 例（追跡 6 年）
死亡は回復期心臓リハビリを実施しなかった例より 56% 減少
再発は 28% 減少

ボルグスケールによる運動の激しさの目安

主観的運動強度	20	
	19	非常にきつい
	18	
	17	かなりきつい
	16	
	15	きつい
	14	
	13	ややきつい
	12	
	11	楽である
	10	
	9	かなり楽である
	8	
	7	非常に楽である
	6	

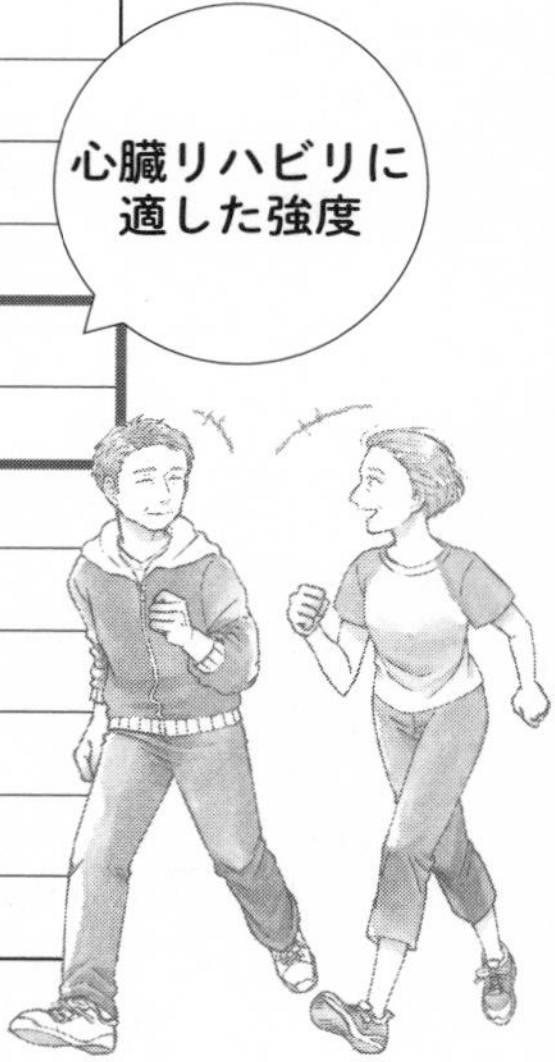

出典：心血管疾患におけるリハビリテーションに関する
ガイドライン 2021 年改訂版
（日本循環器学会、日本心臓リハビリテーション学会など 12 学会）

スウェーデンの心理学者ボルグ氏によって考案された、運動者自身が運動中における自分の感覚（おもに疲労度）を主観的に評価する方法。

心臓リハビリとして行う運動の強度としては、ボルグ指数「13（ややきつい）〜 12（ややきついと楽であるのあいだ）」程度のものが適切。目安としては、息切れせずに運動しながら会話できるくらいの強度が好ましく、息がはずんでしまって、会話が途切れ途切れになるようでは強すぎる。

強すぎる運動は血液内の乳酸濃度を上昇させて心臓への負担を高めたり、運動そのものの効果を少なくしたりするだけでなく、けがをする危険性を高める。

ＦＩＴＴ（フィット）
～運動処方の４つの原則～

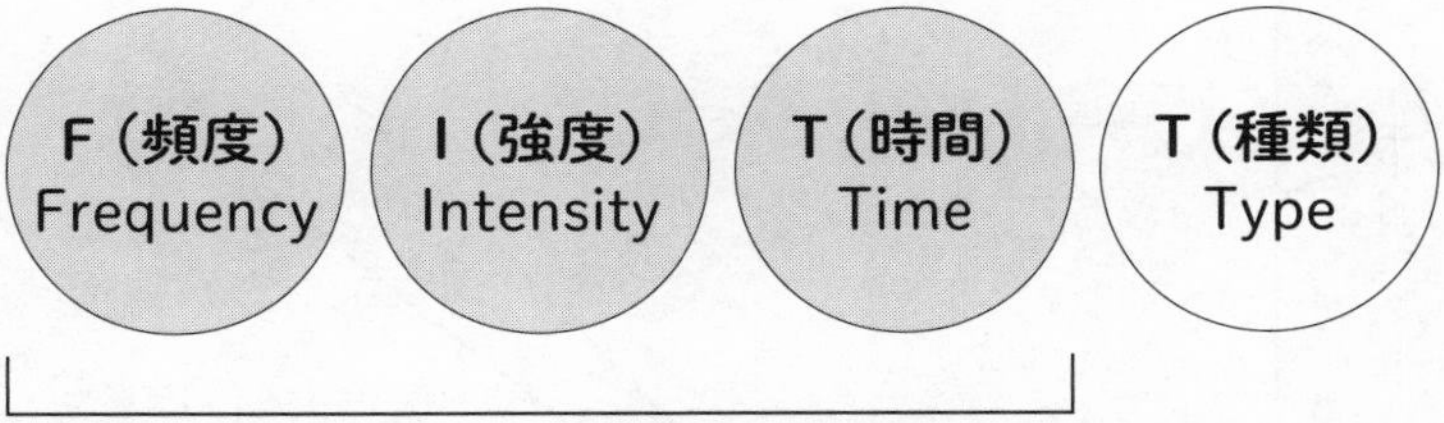

V（運動量）Volume＝F（頻度）×I（強度）×T（時間）

出典：心血管疾患におけるリハビリテーションに関するガイドライン 2021 年改訂版
（日本循環器学会、日本心臓リハビリテーション学会など 12 学会）

医師がだす運動処方の内容。「Ｆ：Frequency ＝頻度」「Ｉ：Intensity ＝強度」「Ｔ：Time ＝時間」「Ｔ：Type ＝種類」の４つに重きを置く。

ちなみに、Ｔ（種類）を除くＦ（頻度）、Ｉ（強度）、Ｔ（時間）の積を「Ｖ：Volume ＝運動量」といい、Ｖ（運動量）を増やすことが、心臓リハビリの効果も大きくさせる。

トレーニングと聞くとＩ（強度）にばかり意識を向けてしまうが、なによりもまずは安全に行う必要があるため、心臓病患者さんの場合はＦ（頻度）を多くするか、Ｔ（時間）を延ばすことが大切。

ロンドンバスの運転手と車掌、その心臓病発症率と死亡率

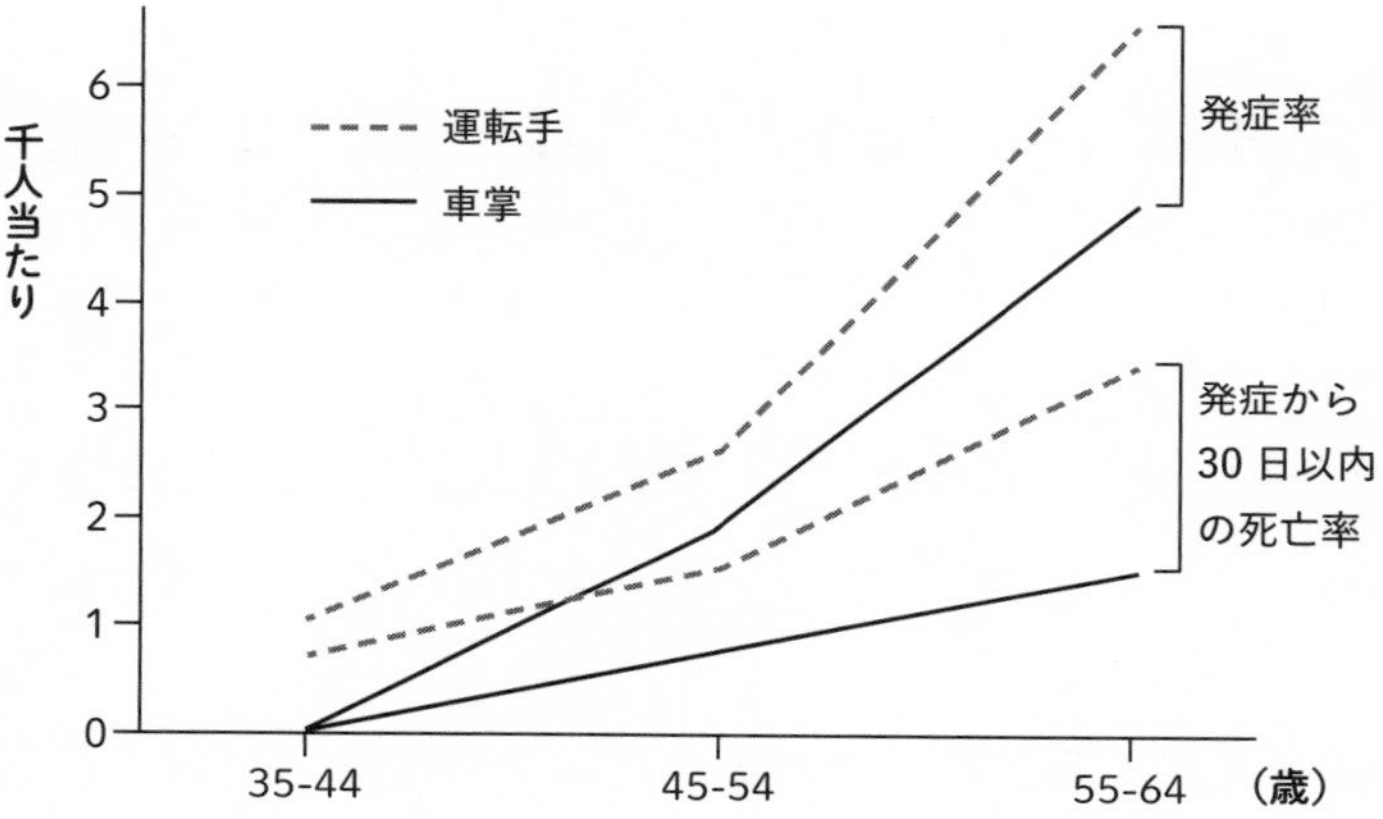

出典：Morris et al. Lancet 265(6796):1111-1120, 1953

ロンドンの2階建てバスの運転手と車掌では死亡率が大きく違っていた！

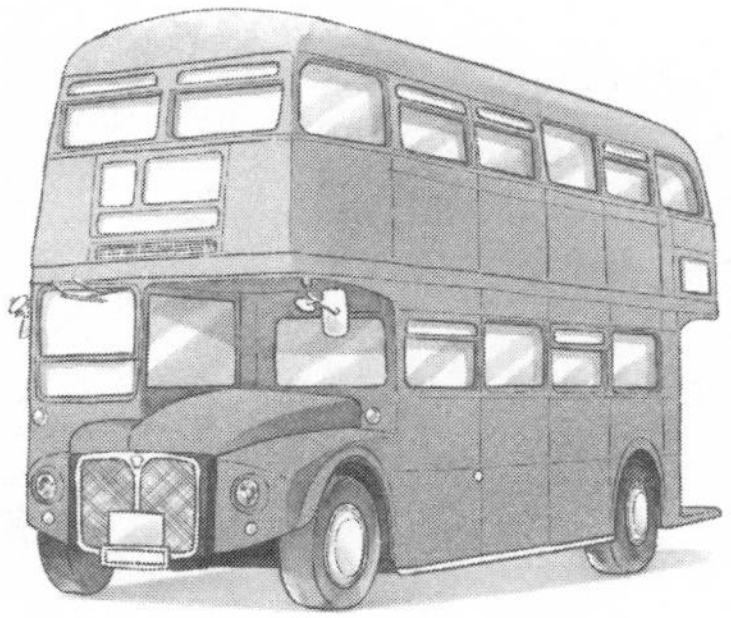

1953年、ロンドンバスをテーマにした心臓病の研究。

2階建てバスの運転手（座っている時間が長い仕事）、バスの精算業務を担当する車掌（立っている時間が長い仕事）を比較。心臓病の発症率、心臓病による死亡率、そのどちらも運転手のほうが高く、とくに55歳以降ではその差が顕著になっている。

冬は心筋梗塞の発症率が高まる危険な季節！

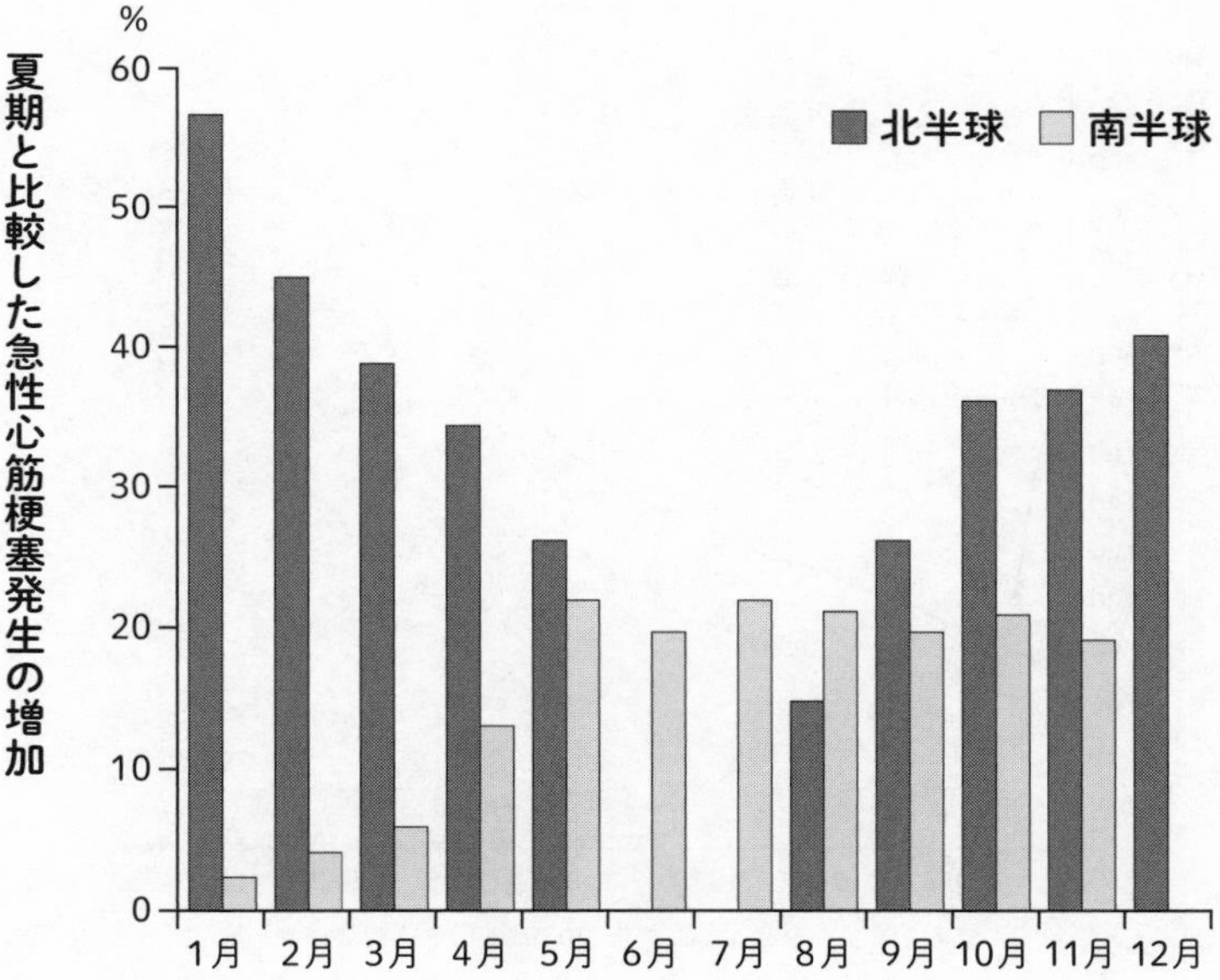

出典：木下訓光 寒冷刺激と心臓血管系へのリスク 臨床スポーツ医学 2015;32:1084-1087

冬は寒さにさらされることで起こる血圧上昇によって、心筋仕事量の増加や冠血流の低下、呼吸器感染にともなう心筋虚血の増悪《ぞうあく》などが強く誘発されるため、急性心筋梗塞の発症率が高まる最も危険なシーズン。

家の中でも、暖かいリビングから寒い浴室やトイレなどに移動したときには、その気温の変化に気をつけること。また、「ちょっと新聞を取りに行くだけだから……」と薄着で外に出るのも厳禁。ヒートショックを引き起こす条件が整うため、短時間でも上着を羽織るなどして、寒暖差が大きくならないようにする。

おもな死因別にみた死亡率
（人口10万対）の年次推移

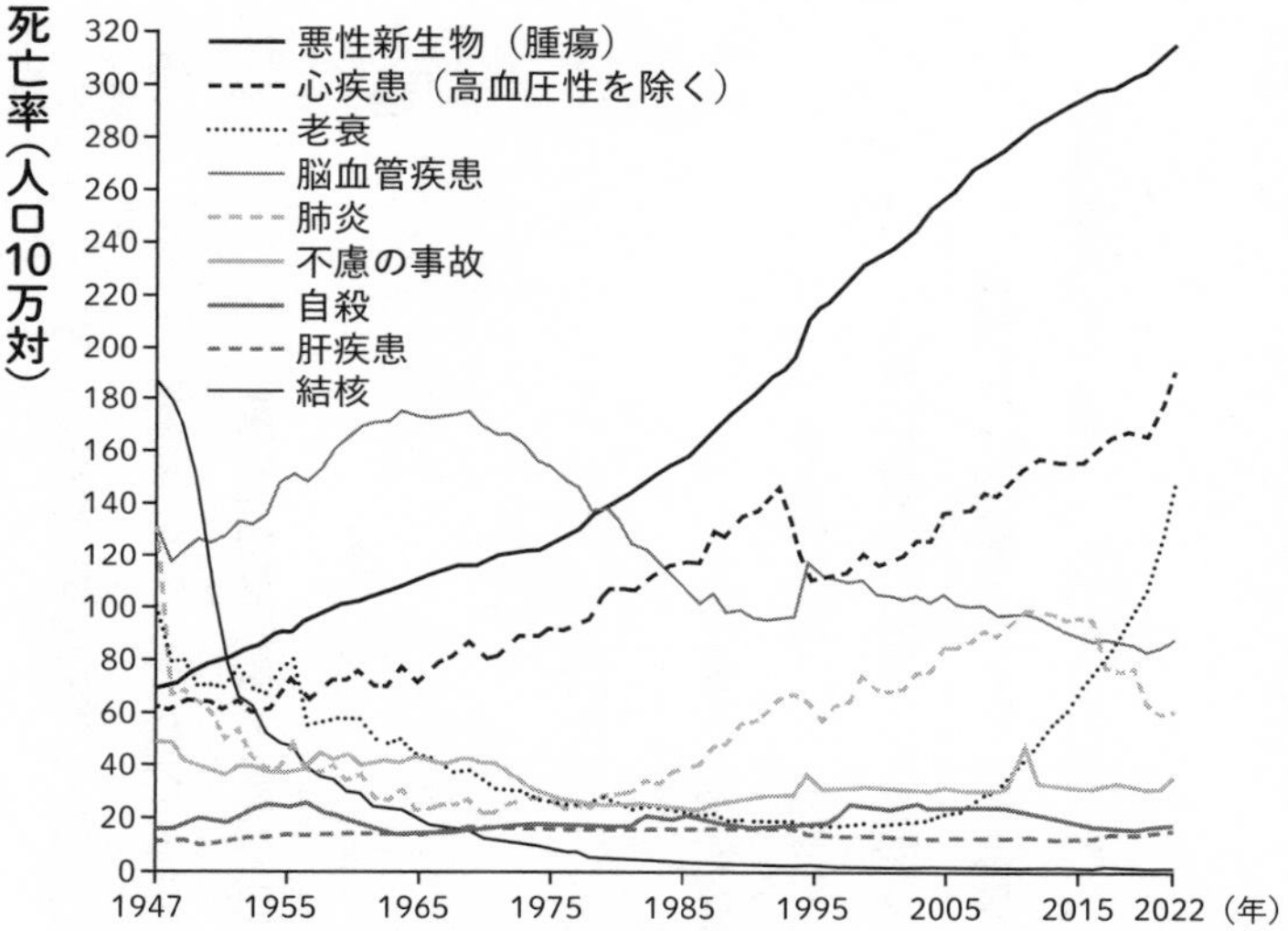

出典：厚生労働省「令和4年（2022）人口動態統計月報年計（概数）の概況」

注：

1）平成6年までの「心疾感（高血圧性を除く）」は、「心疾患」である。

2）平成6・7年の「心疾患（高血圧性を除く）」の低下は、死亡診断書（死体検案書）（平成7年1月施行）において「死亡の原因欄には、疾患の終末期の状態としての心不全、呼吸不全等は書かないでください」という注意書きの施行前からの周知の影響によるものと考えられる。

3）平成7年の「脳血管疾患」の上昇のおもな要因は、ICD-10（平成7年1月適用）による原死因選択ルールの明確化によるものと考えられる。

4）平成29年の「肺炎」の低下のおもな要因は、ICD-10（2013年版）（平成29年1月適用）による原死因選択ルールの明確化によるものと考えられる。

医師がすすめる 自力でできる
弱った心臓を元気にする方法
心臓リハビリメソッド

発行日　2023年12月14日　第1刷
発行日　2024年10月6日　第11刷

著者　上月正博

本書プロジェクトチーム
編集統括　柿内尚文
編集担当　小林英史
編集協力　岡田大、新谷和寛
カバーイラスト　山内庸資
本文イラスト　mona
カバーデザイン　小口翔平＋畑中茜（tobufune）
本文デザイン　菊池崇、狩野智生（ドットスタジオ）
校正　植嶋朝子

営業統括　丸山敏生
営業推進　増尾友裕、綱脇愛、桐山敦子、相澤いづみ、寺内未来子
販売促進　池田孝一郎、石井耕平、熊切絵理、菊山清佳、山口瑞穂、吉村寿美子、矢橋寛子、遠藤真知子、森田真紀、氏家和佳子
プロモーション　山田美恵
講演・マネジメント事業　斎藤和佳、志水公美

編集　栗田亘、村上芳子、大住兼正、菊地貴広、山田吉之、大西志帆、福田麻衣、小澤由利子
メディア開発　池田剛、中山景、中村悟志、長野太介、入江翔子、志摩晃司
管理部　早坂裕子、生越こずえ、本間美咲
発行人　坂下毅

発行所　株式会社アスコム

〒105-0003
東京都港区西新橋2-23-1　3東洋海事ビル
TEL：03-5425-6625

印刷・製本　株式会社光邦

Printed in Japan ISBN 978-4-7762-1317-8

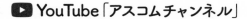